今さら聞けない
心臓ペースメーカ
FAQ on cardiac pacemaker

編集
岡村 英夫
国立循環器病研究センター不整脈科

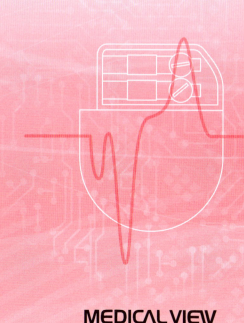

MEDICAL VIEW

本書では，厳密な指示・副作用・投薬スケジュール等について記載されていますが，これらは変更される可能性があります．本書で言及されている薬品については，製品に添付されている製造者による情報を十分にご参照ください．

FAQ on cardiac pacemaker
(ISBN978-4-7583-1425-1 C3047)

Editor：Hideo Okamura

2015. 8. 1　1st　ed
ⒸMEDICAL VIEW, 2015
Printed and Bound in Japan

Medical View Co., Ltd.
2-30 Ichigayahonmuracho, Shinjyukuku, Tokyo, 162-0845, Japan
E-mail　ed＠medicalview.co.jp

序　文

　ペースメーカをはじめとする心臓植込み型電子機器の植込み数は年々増加しています。特にペースメーカは，循環器を標榜している総合病院ではどこでも行われているといっても過言ではありません。ペースメーカ治療に携わる医療関係者は医師のみでなく，臨床工学技士，看護師，生理機能検査技師，放射線技師など多岐にわたります。「ペースメーカの概要は理解できているけれども細かいことを聞かれるとわからない」「患者さんに質問されたが答えられずに困った」「用語が難しくて苦手」といった声も聞かれます。当たり前のように行われている治療だけに，今さら質問しづらくて，といったこともあるのではないでしょうか。

　本書はペースメーカ業務にこれから携わる方から，すでに携わっていらっしゃる方まで，幅広い医療関係者にお役立ていただける参考書になることを目的に企画いたしました。「用語や設定」「植込み手技」「フォローアップ」における100の疑問に回答する形式でありますが，ペースメーカの基本から応用までを幅広くカバーした一冊になったと自負しております。

　100の項目は私自身が理解するのに苦労したポイント，一度理解したつもりでも混乱しやすいポイント，もう少し深く知りたいポイントを考えながら厳選いたしました。各項目の執筆を依頼するにあたっては，実際のペースメーカ診療に積極的に携わっていらっしゃる全国各地の経験の多い医師，医療関係者の先生方にお願いをし，熱意あふれる原稿を賜りました。ほかの書物には載っていないペースメーカのコツが満載の一冊に仕上がったと手応えを感じています。

　ペースメーカの基本から応用まで，かゆいところに手が届く一冊として，幅広い医療関係者の皆様に長く愛される一冊となることを祈念しています。

　本書の発刊にご尽力を賜りました執筆者の先生方，企画から刊行まで丁寧な作業を続けていただいた編集部の皆様にこの場をお借りして心より感謝申し上げます。

平成27年7月

国立循環器病研究センター不整脈科

岡村英夫

目次

I 今さら聞けないペースメーカの適応・基本設定・必須用語

Q1	プログラマー操作の基本を教えてください	（中﨑宏則, 林 輝行, 小川浩司）	12
Q2	DDD と DDI の違いがよくわかりません	（堺 美郎）	16
Q3	AAI⇔DDD モードはどうして必要なのですか？	（青柳秀史）	18
Q4	PVARP と PVAB はどう違いますか？	（山田二三歩）	22
Q5	2：1 ブロックレートって何のことですか？	（樋口精一）	25
Q6	オートモードスイッチの役目を教えてください	（鈴木健一）	29
Q7	レートドロップレスポンスについて教えてください	（守田佳保里, 林 輝行, 小川浩司）	33
Q8	PVC レスポンスって何ですか？	（高橋勝行）	36
Q9	レートレスポンスはどうやって心拍調整をしているのですか？	（谷岡 怜）	38
Q10	ヒステリシスって何ですか？	（髙野明日香）	40
Q11	スルーレートって何ですか？	（菊池紀敏）	43
Q12	セーフティーペーシングって何ですか？	（土屋直俊）	45
Q13	リードのステロイドコーティングってどんな意味があるのですか？	（原田大揮）	47
Q14	同軸構造って何ですか？リードの構造を教えてください	（藤本伸泰）	49
Q15	ハイインピーダンスリードって何ですか？	（定 亮志）	52
Q16	ペーシング出力の自動調整の仕組みを教えてください	（小川浩司）	55
Q17	ペースメーカ症候群って何ですか？	（黒井章央）	59
Q18	Twiddler 症候群って何ですか？	（篠原徹二）	62
Q19	pseudo pseudo fusion って何ですか？	（永井啓行）	65
Q20	洞房ブロックってどんな病態ですか？	（金澤尚徳）	67
Q21	3 枝ブロックってどんな病態ですか？	（野副純世）	70
Q22	夜間就寝中のみ 7 秒のポーズ。症状はありません。ペースメーカの適応でしょうか？	（竹内崇博）	73
Q23	心機能が低下した房室ブロック症例です。何か注意することはありますか？	（津田豊暢, 林 研至）	76
Q24	先天性ブロックの成人の患者です。ペースメーカを植込むタイミングを教えてください	（宮﨑 文）	79

Q25	何歳の子どもから経静脈リードは使用できますか？ 小児症例の手術の注意点を教えてください	（芳本　潤）	81
Q26	妊婦のペースメーカを依頼されました。 透視の問題はどうしたらよいでしょうか？	（神谷千津子）	84
Q27	透析患者です。シャントと同側にペースメーカの 植込みは可能でしょうか？	（佐々木真吾）	86
Q28	テンポラリーペースメーカが必要な タイミングがわかりません	（坪井一平）	88

II　今さら聞けないペースメーカ手技

Q29	手術はカテーテル室でも行えますか？	（岡本陽地）	92
Q30	screw-in リードと tined リードの使い分けは どうしていますか？	（木村義隆）	95
Q31	金属アレルギーの患者がいます。 どうしたらよいでしょうか？	（今井克彦）	98
Q32	先天性心疾患術後のペースメーカ植込みの注意点を 教えてください	（芳本　潤）	101
Q33	乳がん術後の患者です。注意点を教えてください	（小田　登）	103
Q34	痛みに弱い患者です。 局所麻酔はどのくらい使用して大丈夫でしょうか？	（三宅絵里）	105
Q35	抗凝固薬を飲んでいる患者には どう対応していますか？	（安岡良文）	109
Q36	抗血小板薬を中止できない患者がいます。 注意点はありますか？	（石橋耕平）	113
Q37	開心術後の患者のペースメーカ手術を依頼されました。 注意点を教えてください	（星田京子，佐藤俊明）	116
Q38	心室中隔ペーシングのメリット・デメリットを 教えてください	（土井淳史）	118
Q39	心房中隔ペーシングのメリット・デメリットを 教えてください	（河野律子）	121
Q40	cut down 法は循環器内科医でもできますか？	（真中哲之）	124
Q41	気胸が心配で穿刺法が不安です。 コツを教えてください	（岡村英夫）	129
Q42	心房リードがよく dislodge します。 コツはありますか？	（弘田隆省）	132

Q43	心室リードで穿孔したことがあります。安全に挿入するコツはありますか？	（岡村英夫）	135
Q44	CSリード挿入の際にCS開口部の解離所見を認めました。どうすればよいでしょうか？	（井上耕一）	138
Q45	CSリード留置に自信がありません。コツを教えてください	（安藤献児）	140
Q46	リードのたわみのつけ具合がわかりません	（中島育太郎）	143
Q47	リードを固定する際の注意点と余ったリードの収納の仕方を教えてください	（南口　仁）	145
Q48	閉創に自信がありません。内科医におすすめの閉創法を教えてください	（中島　博）	147
Q49	損傷リードをポケット内に残しておく場合の処理の仕方を教えてください	（西井伸洋）	151
Q50	術中看護の注意点を教えてください	（朝長亜純）	154
Q51	術中のペースメーカ設定を依頼されました。対応を教えてください	（青木香織，後藤　武）	157
Q52	リード追加が必要な症例ですが鎖骨下静脈が閉塞していました。どうしたらよいでしょうか？	（和田　暢）	160
Q53	tinedリードが引っかかり操作不能です。抜くこともできません！　どうしたらよいでしょうか？	（岡村英夫）	163
Q54	右室にリードを留置しようとしても，三尖弁逆流のためか心房に跳ね返されてしまいます。どうしたらよいでしょうか？	（関口幸夫）	165
Q55	心外膜リードでのペースメーカ植込みを依頼されました。コツを教えてください	（佐藤俊輔，藤田知之，小林順二郎）	167
Q56	交換術を依頼されました。ポケットは取ったほうがよいのでしょうか？	（岡村英夫）	171
Q57	交換術の際に電気メスがリードに触れてしまいました。大丈夫でしょうか？	（森島逸郎）	173
Q58	交換術をしていたらリードの被膜損傷を発見しました。どうしたらよいでしょうか？	（真中哲之）	176
Q59	ポケットからの止血に難渋します。コツを教えてください。ドレーンは入れたほうがよいのですか？	（中井真尚）	179
Q60	交換術の際，前回の手術創の上で切開するのが不安です。コツを教えてください	（森島容子，森島逸郎）	182
Q61	ループレコーダー植込みでR波を大きく記録するコツを教えてください	（中井俊子）	185

Ⅲ 今さら聞けないペースメーカのフォローアップ

Q62	術後の看護の注意点を教えてください	（有馬直美）	190
Q63	術後の安静度はどのように指導していますか？	（岡嶋克則）	196
Q64	ペースメーカチェックはどのくらいの頻度で行う必要がありますか？	（青柳秀史）	198
Q65	ペースメーカ外来のチェックポイントを教えてください	（古山准二郎）	201
Q66	ペーシング閾値チェックに危険はないのですか？ペーシング閾値チェックするのが怖いんです！	（伊藤朋晃）	207
Q67	感度の調整法を教えてください	（穂満高志）	210
Q68	心拍数の設定はどうやって決めるのですか？	（渡辺敦之）	213
Q69	ペーシングで心房細動が予防できるって本当ですか？	（林 英守）	217
Q70	心拍数を変更すると心室期外収縮が消えました．偶然でしょうか？	（篠原徹心）	220
Q71	AV delay の調節法を教えてください	（石川利之）	222
Q72	房室結節の1：1伝導の確認を依頼されました．何をすればよいのでしょうか？	（梅津 努）	228
Q73	CRT の調整をするとき，VV 間隔と AV 間隔はどちらを先に調整するのですか？	（神﨑秀明）	232
Q74	ERI に入ると何か変化がありますか？	（植田隆介）	235
Q75	心房オーバーセンシングによる RNRVAS って？	（河野律子）	238
Q76	これってペーシング異常ですか① QRS の途中に入る spike	（村上伊久子）	241
Q77	これってペーシング異常ですか② spike on T	（正木裕子）	245
Q78	これってペーシング異常ですか③ AT に対する2：1心室ペーシング	（持永 悠）	248
Q79	これってペーシング異常ですか④ PMT	（室井量子）	251
Q80	これってペーシング異常ですか⑤ 心拍数が下限心拍数を下回っています！	（鎌倉 令）	255
Q81	これってペーシング異常ですか⑥ 下限心拍数以上でペーシングしています！	（三嶋 剛）	258
Q82	ポケットに大きな血腫ができてしまいました．どう対処すればよいでしょうか？	（津田豊暢，林 研至）	262
Q83	交換術2週間後にポケット部が発赤し熱感があります．どうしたらよいでしょうか？	（池田礼史，加藤律史）	266

Q84	心室リードの穿孔が疑われます。心嚢液は貯留していません。そのまま抜いても大丈夫でしょうか？ （中嶋博之） 269
Q85	当直医です。X線でリードがdislodgeしているのを発見しました。どうすればよいでしょうか？ （池田礼史，加藤律史） 272
Q86	CSペーシングで横隔神経刺激を認めます。対応法を教えてください （福沢公二） 275
Q87	非持続性心室頻拍が履歴に残っていました。どのように対応すればよいでしょうか？ （貝谷和昭） 277
Q88	心房細動が履歴に残っています。どう対処したらよいですか？ （黒井章央） 282
Q89	ペースメーカ側の上肢がむくむと訴える患者がいます。どうしたらよいですか？ （辻　明宏） 284
Q90	ペースメーカ植込み後の運転は許可してよいですか？ （谷本耕司郎） 287
Q91	整骨院で電気治療を受けていいか聞かれました。どう答えたらよいでしょうか？ （吉村高寛，佐藤俊明） 289
Q92	ペースメーカは本当に携帯電話の影響を受けるのですか？ （石原隆史，永井啓行） 291
Q93	患者が家の近くにある高圧架線を心配しています。どう答えたらよいでしょうか？ （磯村健二） 293
Q94	リニアモーターカーはペースメーカに影響しないのでしょうか？ （豊島　健） 295
Q95	ペースメーカの患者にAEDは使っていいですか？ （添木　武） 298
Q96	MRI対応ペースメーカの見分け方を教えてください （山田雅士） 300
Q97	MRI非対応のペースメーカを間違えて撮像してしまいました！ （三浦俊二） 303
Q98	遠隔モニタリングの仕組みと運用の実際を教えてください （竹中祐樹） 306
Q99	充電できるペースメーカがあるという噂を聞きました。本当ですか？ （藤本　裕） 310
Q100	ペースメーカは焼却すると爆発すると聞きました。死後は取り出すのですか？ （徳弘　誠） 312

索　引　314

執筆者一覧

■編集

岡村英夫　　国立循環器病研究センター不整脈科

■執筆者 (掲載順)

中﨑宏則	国立循環器病研究センター臨床工学部	津田豊暢	金沢大学大学院医学系研究科循環器内科
林　輝行	国立循環器病研究センター臨床工学部	林　研至	金沢大学大学院医学系研究科循環器内科
小川浩司	国立循環器病研究センター臨床工学部	宮﨑　文	国立循環器病研究センター 小児循環器科
堺　美郎	済生会熊本病院臨床工学部門	芳本　潤	静岡県立こども病院循環器科医長
青柳秀史	横浜市立みなと赤十字病院 循環器内科副部長	神谷千津子	国立循環器病研究センター 周産期・婦人科
山田二三歩	横浜市立大学附属病院MEセンター	佐々木真吾	弘前大学大学院医学研究科 循環呼吸腎臓内科准教授
樋口精一	徳島大学病院診療支援部 ME管理センター	坪井一平	日本医科大学付属病院循環器内科
鈴木健一	日本医科大学付属病院ME部	岡本陽地	倉敷中央病院心臓病センター 循環器内科医長
守田佳保里	国立循環器病研究センター臨床工学部	木村義隆	国立循環器病研究センター 心臓血管内科
高橋勝行	倉敷中央病院臨床検査技術部	今井克彦	広島大学心臓血管外科診療准教授
谷岡　怜	神戸大学医学部附属病院臨床工学部門	小田　登	広島市立安佐市民病院循環器内科部長
高野明日香	順天堂大学医学部附属順天堂医院 臨床工学室	三宅絵里	国立循環器病研究センター手術室麻酔科
菊池紀敏	信州大学医学部附属病院MEセンター	安岡良文	近畿大学医学部循環器内科
土屋直俊	日本大学医学部附属板橋病院 臨床工学技士室	石橋耕平	国立循環器病研究センター不整脈科
原田大揮	熊本大学医学部附属病院 ME機器センター	星田京子	杏林大学医学部循環器内科
藤本伸泰	天理よろづ相談所病院臨床検査部 CE部門	佐藤俊明	杏林大学医学部循環器内科講師
定　亮志	大阪市立大学医学部附属病院 臨床工学部	土井淳史	大阪市立大学大学院医学研究科 循環器内科講師
黒井章央	和歌山県立医科大学循環器内科	河野律子	産業医科大学不整脈先端治療学講座
篠原徹二	大分大学医学部循環器内科・ 臨床検査診断学講座	真中哲之	東京女子医科大学循環器内科
永井啓行	愛媛大学大学院医学系研究科循環器・呼吸器・腎高血圧内科学講座	岡村英夫	国立循環器病研究センター不整脈科
金澤尚徳	熊本大学医学部附属病院 不整脈先端医療寄附講座	弘田隆省	高知大学医学部附属病院循環器内科
野副純世	済生会福岡総合病院心臓血管・ 大動脈センター循環器内科部長	井上耕一	桜橋渡辺病院心臓・血管センター 不整脈科科長
竹内崇博	信州大学医学部循環器内科学教室	安藤献児	小倉記念病院循環器内科主任部長

中島育太郎	国立循環器病研究センター不整脈科	神﨑秀明	国立循環器病研究センター心不全科医長
南口 仁	大阪大学大学院医学系研究科循環器内科	植田隆介	近畿大学医学部附属病院臨床工学部
中島 博	一般財団法人日本デバイス治療研究所専務理事	村上伊久子	国立循環器病研究センター臨床検査部
西井伸洋	岡山大学大学院医歯薬学総合研究科循環器内科講師	正木裕子	国立病院機構大阪南医療センター臨床検査部
朝長亜純	国立循環器病研究センター看護部手術室	持永 悠	国立病院機構東京医療センター麻酔科
青木香織	弘前大学医学部附属病院医療技術部臨床工学・技術部門	室井量子	桜橋渡辺病院 ME 科
後藤 武	弘前大学医学部附属病院医療技術部副部長/臨床工学・技術部門技士長	鎌倉 令	国立循環器病研究センター不整脈科
和田 暢	国立循環器病研究センター不整脈科	三嶋 剛	国立循環器病研究センター心臓血管内科
関口幸夫	筑波大学医学医療系循環器内科准教授	池田礼史	埼玉医科大学国際医療センター心臓内科講師
佐藤俊輔	国立循環器病研究センター心臓血管外科	加藤律史	埼玉医科大学国際医療センター心臓内科教授
藤田知之	国立循環器病研究センター心臓外科部長	中嶋博之	埼玉医科大学国際医療センター心臓血管外科准教授
小林順二郎	国立循環器病研究センター副院長	福沢公二	神戸大学大学院医学研究科内科学講座循環器内科学分野特命准教授
森島逸郎	大垣市民病院循環器内科医長	貝谷和昭	天理よろづ相談所病院心臓カテーテルセンター部長
中井真尚	静岡市立静岡病院心臓血管外科科長・集中治療室科長	辻 明宏	国立循環器病研究センター肺循環科
森島容子	大垣市民病院形成外科医長	谷本耕司郎	国立病院機構東京医療センター循環器内科
中井俊子	日本大学医学部循環器内科	吉村高寛	杏林大学医学部付属病院臨床工学室
有馬直美	国立循環器病研究センター看護部 7 階東病棟副看護師長	石原隆史	愛媛大学医学部附属病院 ME 機器センター
岡嶋克則	兵庫県立姫路循環器病センター循環器内科部長	磯村健二	大阪大学医学部附属病院 ME サービス部
古山准二郎	済生会熊本病院心臓血管センター(循環器内科)医長	豊島 健	一般財団法人日本デバイス治療研究所理事長
伊藤朋晃	小倉記念病院検査技師部工学課	添木 武	徳島大学大学院医歯薬学研究部循環器内科学講師
穂満高志	兵庫県立姫路循環器病センター ME 管理室	山田雅亘	国立循環器病研究センター放射線部
渡辺敦之	岡山大学大学院医歯薬学総合研究科循環器内科	三浦俊二	済生会福岡総合病院臨床工学部
林 英守	順天堂大学医学部附属順天堂病院循環器内科	竹中祐樹	岡山大学病院臨床工学部
石川利之	横浜市立大学医学部循環・腎臓内科学教室准教授	藤本 裕	日本メドトロニック株式会社 CRHF 事業部
梅津 努	筑波大学附属病院看護部	徳弘 誠	高知大学医学部附属病院臨床工学部

I

今さら聞けないペースメーカの適応・基本設定・必須用語

I 今さら聞けないペースメーカの適応・基本設定・必須用語

Question 1
プログラマー操作の基本を教えてください

- プログラマーは，ペースメーカの設定変更や閾値測定などを行うために必要不可欠です．操作者は，生命維持管理装置であるペースメーカの操作を熟知しておく必要があります．
- 植込み時や外来でのフォローアップの際に設定変更を行った場合，プリントアウトして変更後の設定を記録・保存し，ペースメーカ手帳へ記載をする必要があります．また，プログラマーにはプリンターが各社搭載されているので，プリントしたい心電図（electrocardiogram；ECG）や心内心電図（electrogram；EGM）なども記録・印刷することができイベントの早期発見に非常に有用です．
- プログラマーには，緊急ペーシング機能がありペースメーカが出力できない状況であってもペーシングすることが可能であるため，緊急ペーシング時の出力やレートなども熟知しておく必要があります．

設定変更後の設定保存

- 電気メスを使用する外科手術（図1）やMRI撮像前の設定確認・変更時（図2）には，現在の設定を確認し適切なモードやレートに変更する必要があります．その後，手術終了後・MRI撮像後には変更した設定を元通りにプログラムする必要があるため，設定変更前のパラメータを印刷・保存することは非常に重要です．設定値，およびモードのプリントアウトをしておくとよいタイミングは表1の通りです．

図1 手術時の設定変更(メドトロニック社)

	Changes This Session	
Parameter	**Session Start**	**Current Value**
Mode	DDD	DOO
Lower Rate	60 bpm	70 bpm
Atrial Lead Monitor	Adaptive	Monitor Only
RV Lead Monitor	Adaptive	Monitor Only
Paced AV	300 ms	180 ms

図2 MRI撮像モード(メドトロニック社)

MRI SureScan Parameters

MRI SureScan Settings

MRI SureScan	On
Mode	ODO

During MRI SureScan operation:
- No measurements or diagnostics are collected
- Detection and therapies are off

After the MRI scan:
- Set MRI SureScan to Off to restore permanent device parameters

表1 プリントアウトのタイミング

①植込み後の最終設定
②外来フォローアップ時の設定パラメータ・各ヒストグラム
③外科手術などの一時的に設定変更が必要な場合
④MRI撮像時の設定確認・変更

イベント発生時や心内EGMなどの設定保存・プリントアウト

- pacing system analyzer(PSA)の使用時やフォローアップ時にエピソードが生じた場合，心電図波形や心内EGM波形を保存・印刷することができます。
- 図3は，PSAで心房の波高値を測定時に大きい心室電位を心房側でもセンシングしてしまった，far-field R wave(FFRW)を認めた症例です。
- このように，イベント時なども発生時に印刷・保存しておくことでイベントの確認や原因の早期発見・情報共有としても役立ちます。

緊急ペーシング

- 閾値上昇などの理由でペースメーカが作動せず，緊急でペーシングを必要とする場合には，各社プログラマーの「Emergency」ボタンを押すと高出力心室ユニポーラペーシングで心室サポートを行うことができます。各社のレートや出力は異なるため，理解しておくことが重要です(表2)。

〔中﨑宏則，林　輝行，小川浩司〕

図3 FFRWオーバーセンシング

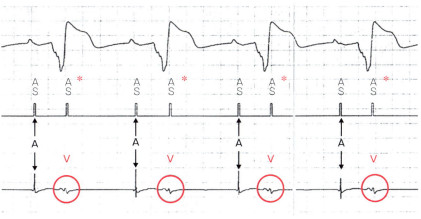

○の心室波を心房側でオーバーセンシングして AS マーカー（FFRW：＊）となっている．

表2 各社緊急ペーシングのまとめ

	メドトロニック社	セント・ジュード・メディカル社	ボストン・サイエンティフィック社	バイオトロニック社	日本ライフライン社
機種名（DR）	Advisa MRI™	ACCENT MRI™	INGENIO™ MRI	Etrinsa 8 ProMRI	REPLY 200
モード	VVI	VVI	VVI	VVI	VVI
レート	70 bpm	70 bpm	60 bpm	70 bpm	70 bpm
電圧	6 V*	7.5 V	7.5 V	4.8 V	5.0 V
パルス幅	1.5 msec*	0.6 msec	1.0 msec	1.0 msec	0.5 msec
ペーシング極性	単極	単極	単極	単極	単極
心室不応期	240 msec	337 msec	250 msec	300 msec	auto

＊電圧が8Vに設定されている場合は8Vで実施され，パルス幅1.2msecとなります．

①設定変更時やトラブル発生時には，設定変更の確認やトラブルを把握するためにプリントアウトすることが重要です．
②緊急ペーシングを使用する際は，各社デバイスごとに設定が異なることや，ペースメーカが交換指標（elective replacement indication；ERI）となった場合はペーシングが保障されないため注意が必要です．

Ⅰ 今さら聞けないペースメーカの適応・基本設定・必須用語

Question 2

DDDとDDIの違いが よくわかりません

- IHGDコードの3文字目はペースメーカ応答様式を示し，「T」はtrigger/同期，「I」はinhibit/抑制とよばれるペースメーカ動作です．「D」はdual/両方のペースメーカ動作を搭載していることを示します．
- 同期は心臓の興奮を感知した場合，同時にペーシング刺激を挿入する動作です．抑制は心臓の興奮を感知した場合，ペーシング刺激を中止する動作です．「D」は両方のペースメーカ動作を表すことになりますが，同期はペーシング刺激を挿入する，抑制はペーシング刺激を中止するという，相反する動作は，矛盾していると疑問が生じます．このポイントが理解を困難にしています．
- dual chamber(デュアルチャンバー)ペースメーカの場合，ペースメーカ応答様式「D」で，同期はsingle chamber(シングルチャンバー)ペースメーカの同期とは違います．
- dual chamberペースメーカにおいては，心房興奮を感知もしくは心房にペーシング刺激挿入後，心室興奮を感知しない場合に，心房興奮，ペーシング刺激に同期して一定時間後に心室ペーシング刺激を挿入するという動作になります．一般的に「P(A)波トラッキング」とよばれています．
- 実際に，心房レートが100bpmで房室ブロックの症例で，モードDDI，下限レート60ppm設定では，どのように動作するかを考えると，心房側は自己心房興奮を感知しているため，ペーシングは抑制されます．DDIは前述のP波トラッキングがないため，心室側は60ppmのタイミングで心室ペーシング刺激が挿入され，心電図上は心房と心室の同期性がありません(図1)．
- では，同症例で，モードDDD，下限レート60ppm設定ではどうなるでしょう．心房側はDDIと同様の動作ですが，P波トラッキングにより，設定AV delay後に心室ペーシング刺激が挿入され，心電図上は心房と心室の同期性が認められます(図2)．
- DDDとDDIの違いは，心房に同期した心室ペーシング刺激を行えるか，行

えないかということになります。房室ブロック症例では，通常DDIモードは使用しません。　　　　　　　　　　　　　　　　　　　　　　　　（堺　美郎）

図1　心房レート100bpm，房室ブロックの症例：モードDDI，下限レート60ppm設定

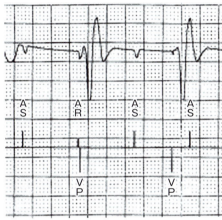

マーカー
AS/AR：心房興奮
VP　　：心室ペーシング

図2　図1と同症例：モードDDD，下限レート60ppm

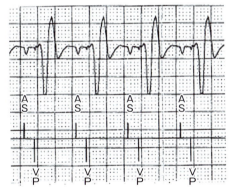

マーカー
AS：心房興奮
VP：心室ペーシング

心房粗細動のような上室頻脈が生じた場合，オートモードスイッチ機能［詳細はQ6(p29)参照］が作動します。心房粗細動時の心房周期は200bpm以上となり，DDDモードでは同期してしまうため，上限レートで心室ペーシングが挿入され続ける可能性があります。これを回避するためDDIモードへ切り替わります。

I 今さら聞けないペースメーカの適応・基本設定・必須用語

AAI⇔DDDモードはどうして必要なのですか？

- ペースメーカのモードは1987年NASPE/BPEG[1]によって定められました。
- AAIモードは自己心房波を感知した場合，心房スパイクが抑制されます。DDDモードは心房心室ともセンシングとペーシングを行います。また，心房心室とも自己の興奮電位をセンシングした際，ペーシングは抑制されます。自己の心房興奮電位をセンシングした際，それに同期させて心室ペーシングを行います。

主に適応される疾患

AAIモード
- 基本的には房室結節伝導が正常である洞不全症候群。

DDDモード
- 洞結節機能，房室結節伝導が障害をきたしている洞不全症候群，高度房室ブロック以上の徐脈性不整脈。

各モードの利点

AAIモード
①心室ペーシングを行わないことで心室内の興奮が生理的となり，ペーシングに伴う心拍出量低下を避けることができます。
②心室ペーシングしないで自己の心室興奮を出すことで，ペースメーカ電池節約になります。また，ペースメーカ症候群の発生を防ぐ効果も期待できます。
③心房ペーシング後の自己心室興奮により問題が生じる可能性がある場合，AAIモードが好ましい場合があります。

DDDモード

①すでに高度以上の房室ブロックを発症している患者はもとより，突然の房室ブロックの出現にも心室ペーシングで心拍を補うことができます。

DDIモードの問題点

- もともとDDDペースメーカには心房イベント後心室ブランキング（post atrial ventricular blanking；PAVB）という機能があります。心房ペーシングが入ると心室電極がオーバーセンシングしないようにするブランキング時間のことです。10〜60msecの間隔でプログラム可能です。
- 問題は，PAVBの時間帯に心室期外収縮が起こるとその心室興奮はペースメーカがセンシングできず，心室ペーシングが入ってしまいます。洞不全症候群などで自己の心室興奮を優先させるために房室間隔を長く設定していた場合には，心室ペーシングが期外収縮のT波のタイミングに入ってしまい，これはspike on Tとなり，心室細動などを誘発する危険性があります（図1）。
- そこで普段はAAIモードで作動させてspike on Tのリスクをなくしてしまい，房室ブロックが生じた場合にはこれをペースメーカが自動的に感知してDDDモードに変更する特殊なペーシングモード（AAI⇔DDD）が開発されたのです。基本的に洞不全症候群がよい適応です。

図1　PAVBと心室ペーシング

a：適切なPAVBにより心室期外収縮はペースメーカにより心室センシングされ，心室ペーシングが抑制されている。
b：PAVBが長すぎると心室期外収縮はペースメーカにより心室センシングされず，設定されたAV間隔(AVI)後に心室ペーシングが入ってしまう。T波にペーシングが入ることで心室細動の危険が出現する。

a
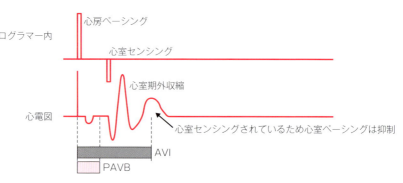

b
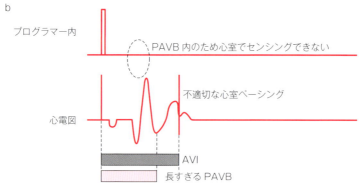

DDDモードが適切なケース

①著しく伝導の障害された房室ブロックでは，心房と心室の最良タイミングの収縮が妨げられるため，有効な心拍出量を得る目的で心房，心室ペーシングを行う必要があります。生理的なAV間隔(atrioventricular interval；AVI)は，健常者，安静時で120〜210msecです。最適な値は，年齢や患者の左室駆出率などによってばらつきがあります。

②完全脚ブロックや2束ブロックでは，低い頻度ではありますが高度房室ブロックとなるため，DDDモードを考慮してもよいと思います。房室伝導の正常な洞不全症候群患者のうちDDDモードへの切り替えを要したり，高度房室ブロックに発展した患者は，年に1.7〜1.8％の頻度と報告があります[2,3]。

(青柳秀史)

文献

1) Bernstein AD, Camm AJ, Fletcher RD, et al: The NASPE/BPEG generic pacemaker code for antibradyarrhythmia and adaptive-rate pacing and antitachyarrhythmia devices. PACE 10: 794-799, 1987.
2) Brandt J, Anderson H, Fåhraeus T, Schüller H: Natural history of sinus node disease treated with atrial pacing in 213 patients: implication for selection of stimulation mode. J Am Coll Cardiol 20: 633-639, 1992.
3) Nielsen JC, Thomsen PE, Højberg S, et al: A comparison of single-lead atrial pacing with dual-chamber pacing in sick sinus syndrome. Eur Heart J 32: 686-696, 2011.

①洞不全症候群のうち房室伝導障害のある患者はDDDモードが好ましい場合があります。
②房室伝導障害のない患者ではAAI⇔DDDモードが自己の心室興奮による心拍出量維持や電池消耗防止となります。
③心房ペーシング後の心室が適切にセンシングされるか確認し，場合によってはPAVBの調節やDDDモードからAAIモードへの変更が望ましいことがあります。

I 今さら聞けないペースメーカの適応・基本設定・必須用語

Question 4

PVARPとPVABはどう違いますか？

- PVARPとPVABは，心房側に設定する心室イベント後の不応期および休止期です。
- この機能には心房不整脈，クロストーク，オートモードスイッチなどが大きく関係しています。似たような機能であるため，やや理解しにくい機能の一つです。

用語

- 心室イベント後心房不応期(post ventricular atrial refractory period ; PVARP)。
- 心室イベント後心房ブランキング(post ventricular atrial blanking ; PVAB)。
- クロストーク：心房から心室，心室から心房へと影響を及ぼす現象。

役割

- **PVARPは心室イベント発生後に心房機能が応答しない期間**です。この間心房イベントはセンシングされますが，心房ペーシングのトラッキングおよび抑制はされません。主に逆行性電導の影響除去に使用されます。
- **PVABは，PVARP内に存在する心室イベント発生後に心房センシングを一定時間休止する期間**です。この間は一切の心房イベントはセンシングされなくなります。主にfar-field R wave(FFRW)の影響除去に使用されます。
- イメージとしてPVARPは見て見ぬふり，PVABは目隠しをする期間です。
- PVARPにはもう一つ役割があり，AV delay＋PVARP＝総心房不応期(total atrial refractory period ; TARP)であり，最大追従レート(maximum tracking rate ; MTR)の上限を規定します。

設定

- 通常ペースメーカでは短いPVAB(図1)とそれより長めのPVARP(図2)が設定されます。
- 長いPVABは心房不整脈の見落とし、PVARPのみではクロストークによる心房不整脈との勘違いによる不適切な心室ペーシングやオートモードスイッチの誤作動が起こりえます。
- オートモードスイッチについてはQ6(p29)で詳しく述べられるので参考にしてください。
- このように2つの機能を上手に設定することで、心房不整脈の鑑別およびオートモードスイッチの効果的な利用が可能となります。　　　(山田二三歩)

図1　PVAB

a：短いPVAB設定のため、➡の部分のFFRWをPVARP内で誤センシングしてしまっている。
b：PVABの延長を行いクロストークおよびFFRWをPVABで隠している。

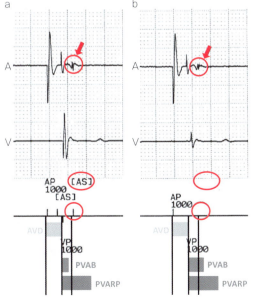

A　　　：心房側心内波形
V　　　：心室側心内波形
AP　　　：心房ペーシング
AS　　　：心房センシング
[AS]　　：不応期内心房センシング
VP　　　：心室ペーシング
AVD　　：AV delay
PVAB　：心室イベント後心房ブランキング
PVARP：心室イベント後心房不応期

図2 PVARP

a：PVARPが短いためPVC発生後，→の逆行性P波をセンシングしてしまいLRLがリセットされAVD後にVPが入っている。これによりペースメーカ起因性頻拍（pacemaker mediated tachycardia：PMT）が発生している。PMTについてはQ79(p251)を参考にしてもらいたい。

b：PVARPの延長を行いPVC発生後，→の逆行性P波を不応期内センシングとしておりLRLはリセットしない。その後LRLでのAPとなりPMTの発生を防止している。

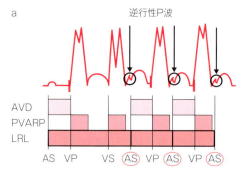

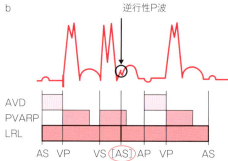

AP	：心房ペーシング
AS	：心房センシング
[AS]	：不応期内心房センシング
VP	：心室ペーシング
VS	：心室センシング
PVC	：心室期外収縮
AVD	：AV delay
PVARP	：心室イベント後心房不応期
LRL	：下限レート

①実際のペースメーカクリニックで不適切な心房センシングを回避するには，PVABの延長またはセンシング感度の調整を行うことが多いです。
②明らかなクロストークによるものではPVABの延長，それ以外の事象については感度の調整で対応することが多いです。

Question 5　2:1ブロックレートって何のことですか？

- 自己の心房レートに同期して心室をペーシングする作動様式（AS-VP）では，運動などにより心房レートが高くなった際，心室ペーシングレートが2:1作動になることがあります。
- この作動はⅡ度房室ブロックの2:1ブロックに似ていることから，2:1ブロックレートとよばれています。2:1ブロックレートになると患者は胸苦しさやめまいなどの症状を感じます。
- AS-VPでは心房波（P波）を感知すると，AV間隔後に心室ペーシングが行われます。このとき，心房側には心室イベント後心房不応期（post ventricular atrial refractory period；PVARP）が設けられます。AV間隔とPVARPを合わせた不応期は総心房不応期（total atrial refractory period；TARP）とよばれ，TARPから2:1ブロックレートを求めることができます［2:1ブロックレート＝60,000（msec）÷TARP（msec）］。
- 上限レート（upper tracking rate）になったときの心室ペーシング応答は上限レート間隔とTARPで決まります。心室ペーシングレートは上限レート間隔とTARPが等しい場合，突然2:1作動になります（図1）。上限レート間隔よりTARPが短い場合は，Ⅱ度房室ブロックのWenckebach様作動後に2:1作動となります（図2）。

図1 上限レート間隔＝TARP

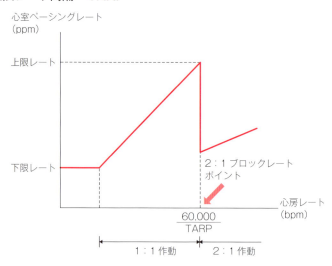

図2 上限レート間隔＞TARP

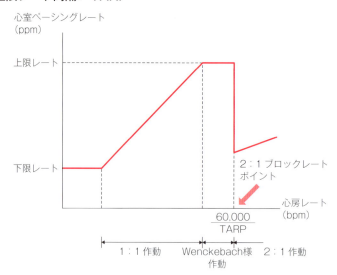

上限レート時の心室ペーシング応答

2：1作動（上限レート間隔＝TARP）

- 連続したP波のうち2回に1回の割合でP波がPVARP内に出現することになります。その結果，心室ペーシングはP波に対し2：1作動になります（図3）。

図3　2：1作動

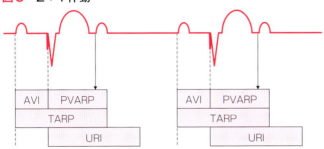

AVI ：AV間隔
PVARP：心室イベント後心房不応期
TARP ：総心房不応期
URI ：上限レート間隔

Wenckebach様作動（上限レート間隔＞TARP）

- 1拍目の心室ペーシングはP波を感知した後，設定されたAV間隔にてペーシングが行われています。2拍目の心室ペーシングはP波を感知した後，上限レート間隔の制限からAV間隔延長後にペーシングが行われています。しかし，3拍目はP波がPVARP内のためペーシングは行われていません（図4）。

図4　Wenckebach様作動

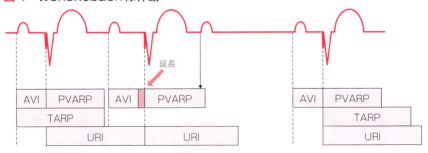

AVI ：AV間隔
PVARP：心室イベント後心房不応期
TARP ：総心房不応期
URI ：上限レート間隔

予防法

● 上限レートやTARPを設定する際は，患者の年齢や活動度などを考慮したうえで決定します。

対処法

● TARPを短くすることにより上限レート間隔も短くできるため，2：1ブロックレートポイントを高いレートに設定することができます。　　（樋口精一）

心房レートが高くなった際，心室ペーシングレートが突然2：1作動にならないように上限レート間隔よりもTARPを短く設定します。

Question 6　オートモードスイッチの役目を教えてください

- DDDやVDDモードでペースメーカが植込まれている患者が，発作性心房細動などの上室性頻脈性不整脈を有している場合，心室ペーシングが心房頻脈に追従することで，心室心拍数が最大トラッキングレートまで上昇し，不必要な心室レートでペーシングすることがあります。
- オートモードスイッチ機能は，発作性心房細動などの病的な心房心拍数に心室心拍数が追従することを最小限にするために，任意の心房心拍感知数（trigger rate）を設定し，設定した心房心拍数以上の心房波を感知した際，心室ペーシングをDDIやVVIといった心房心拍に追従しないモードに自動的に変更する機能をいいます。
- 上室性頻脈性不整脈が消失したとペースメーカが判断すると，自動的に元のモードであるDDDやVDDの心房追従型モードにもどります。

設定方法

- メーカーによってオートモードスイッチの名称が違い，モードスイッチ，ATR（Atrial Tachy Response），フォールバックモードスイッチなどと表記されており，統一されていないので注意が必要です。
- 以下，オートモードスイッチの設定例としてボストン・サイエンティフィック社のATRを提示します。
- プログラマーの設定画面で，Atrial Tachy Responseを＜ON＞にしてから作動条件を設定します（図1）。

図1　オートモードスイッチ設定画面

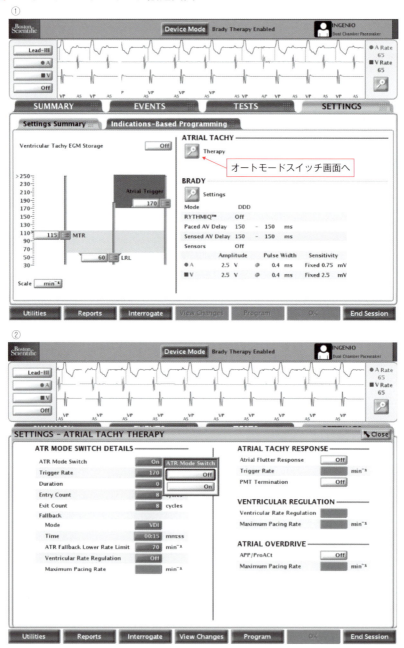

ボストン・サイエンティフィック社製ATR(Atrial Tachy Response)の設定

①心房心拍感知数(trigger rate：100〜300ppm)の設定

②開始カウント(entry count)/終了カウント(exit count)の設定（図2，3）
- 心房頻拍を検出するのに必要な心房センシングの回数(1〜8)および，心房頻拍終了後，モードスイッチを終了させるのに必要な心房センシングの回数(1〜8)を設定します．

③持続時間(duration)の設定
- 心房頻拍検出後，心房頻拍持続を評価する心室の回数(0〜2,048)を設定します．

④フォールバックモード(fallback mode)（図3）
- duration満足後，切替わり作動するペーシングモードを設定します［フォールバックモードの種類：VDI(R)・DDI(R)］．

⑤モードスイッチ作動時の下限レートの設定
- モードスイッチ作動時の下限レート(30〜185bpm)を設定します．

⑥フォールバック時間(fallback time)の設定
- モードスイッチ作動中の下限レートあるいは，センサーレートまで下降する時間(0〜120秒)を設定します．

〈鈴木健一〉

図2 心房細動によるオートモードスイッチ作動時の心内心電図

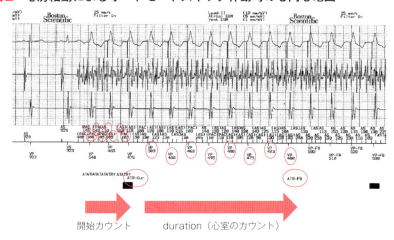

開始カウント　　duration（心室のカウント）

図3 心房細動が治まり，オートモードスイッチがONからOFFへ移行中の心内心電図

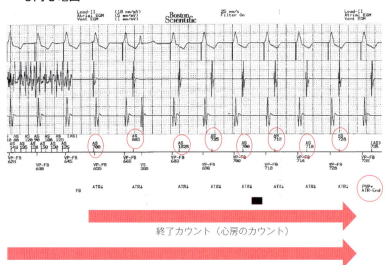

終了カウント（心房のカウント）

フォールバックモード中

このように上室性頻脈性不整脈が既往にない患者であっても，モードスイッチを＜ON＞にしておき，外来チェックにてモードスイッチの作動状況を確認することで，患者自身の自覚のない上室性頻脈性不整脈をとらえることができます。

Ⅰ 今さら聞けないペースメーカの適応・基本設定・必須用語

Question 7
レートドロップレスポンスについて教えてください

- 頸動脈洞症候群における失神に対しては，以前からペースメーカを用いた治療が行われています。通常の基本レートでは血圧低下を予防するのは難しいですが，心抑制型の頸動脈洞症候群には比較的早いペーシングレート（>100ppm）では失神発作が予防できたと報告されています[1-3]。
- 頸動脈洞症候群などの急激に脈が低下する症例の非薬物治療として，急激な徐脈を感知して高頻拍でペーシングを作動させるレートドロップレスポンス機能を有するDDDペースメーカがあり使用されています[4,5]。

適応

- 失神（syncope）
- 血管迷走神経性失神（vasovagal syncope）
- 頸動脈洞症候群（carotid sinus syndrome）

原理

- ペースメーカが急激な心拍低下を検出した際に，基本レートよりも高いレートでオーバードライブペーシング（図1）を行い，関連する症状を予防するものです。メドトロニック社とボストン・サイエンティフィック社のdual chamberペースメーカでのみ利用することができます。
- 急激な心拍低下（レートドロップイベント）と検出される条件としては，①現在のレートからどのくらい急激に心拍が低下したか（例：10ppm以上低下した場合），もしくは②レートドロップと認識するために設定した検出レートまで低下した場合に，急激な心拍低下として検出されます（図2）。
- レートドロップイベントが検出されると，ペースメーカは設定された時間，設定した高いレートでペーシングを行います。

設定

● レートドロップレスポンス機能を有する各社設定パラメータを**表1**に示します。

注意点

● 低下レートはプログラムされた基本レートを下回ることはできません。

図1 レートドロップレスポンス動作時の心電図（ECG）（メドトロニック社）

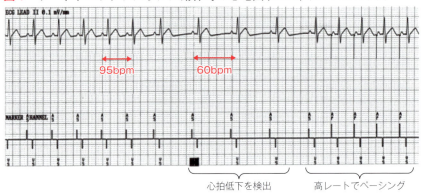

図2 ペースメーカによる治療

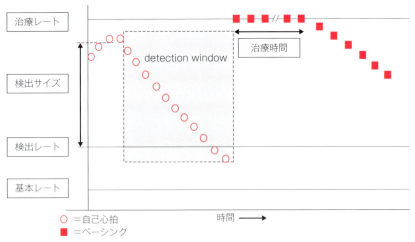

- インターベンションレートは，プログラムされた基本レートと上限レートの間に設定してください。
- 不適切に頻回にこの機能が作動し，不快な動悸を訴えることがあります。頻回に作動している場合には，外来チェック時に確認が必要です。
- レートスムージング機能を使用すれば，オーバードライブペーシングはできませんが，急激なレート低下だけには他社でも対応することができます。

（守田佳保里，林　輝行，小川浩司）

表1　各社設定パラメータ

		メドトロニック社	ボストン・サイエンティフィック社
機能名		Rate Drop Response	Sudden Brady Response
検出	レート	30～100ppm	LRLまたはセンサー指示レート
	サイズ	10～50ppm	1分間に10min^{-1}低下
治療	レート	60～180ppm	平均心房レート＋atrial pacing rate increase（5～40ppm）
	時間	1～15min	1～15min
detection window		10，15，20，25，30sec 1.0，1.5，2.0，2.5min	60sec

文献

1) Sra JS, Jazayeri MR, Avitall B, et al: Comparison of cardiac pacing with drug therapy in the treatment of neurocardiogenic (vasovagal) syncope with bradycardia or asystole. N Engl J Med 328: 1085-1090, 1993.
2) Sutton R, Brignole M, Menozzi C, et al: Dual-chamber pacing in the treatment of neutrally mediated tilt-positive cardioinhibitory syncope:pacemaker versus no therapy : a multicenter randomized study. Circulation 102: 294-299, 2000.
3) Ammirati F, Colivicchi F, Santini M, et al: Permanent cardiac pacing versus medical treatment for the prevention of recurrent vasovagal syncope:a multicenter, randomized, controlled trial. Circulation 104: 52-57, 2001.
4) Malone JD, Jaeger FJ, Rizo-Patron C, et al: The role of pacing for the management of neutrally mediated syncope : Carotid sinus syndrome and vasovagal syncope. Am Heart J 127: 1030-1037, 1994.
5) 前田法一，熊田全裕，岸本正彦，ほか：レートドロップレスポンス機能を有するペースメーカーと交感神経作動薬の併用療法が有効であった頸動脈洞症候の1例．心臓 31: 725-730, 1999.

①モードスイッチをONにしている場合，レートドロップレスポンス機能をONに設定できない機種や，モードスイッチ中には機能しない機種もあります。
②自動出力調整機能とレートドロップレスポンスの両方が作動している場合，レートドロップレスポンスはペーシング閾値測定中に停止します。

I 今さら聞けないペースメーカの適応・基本設定・必須用語

Question 8

PVCレスポンスって何ですか？

- DDDまたはVDDモードにおける心室期外収縮（premature ventricular contraction：PVC）に起因するペースメーカ起因性頻拍（pacemaker mediated tachycardia：PMT）を予防するための機能で，PVC後の逆行性P波を感知しないように心室イベント後心房不応期（post ventricular atrial refractory period；PVARP）を延長させます。PVCに伴う逆行性P波は房室結節の伝導時間が長いことも多く，通常のPVARPでは感知させないことができないため，延長させる必要があります（図1，2）。
- PVCにより延長したPVARP内に逆行性P波を認める場合は，その後の心房ペーシングや心室ペーシングのタイミングに影響を与える場合があります。
- PVARP after PVCともいいます。

逆行性P波の生じる条件

①室房伝導の存在

- 心室から心房への逆行性伝導（室房伝導）は，存在しない場合や間欠的に認める場合も多いです。完全房室ブロックのような房室伝導のない患者でも室房伝導が存在する場合があり注意が必要です。

②至適な房室伝導の消失

- PVC，心房センシング不全や心房ペーシング不全など至適な房室伝導の消失が逆行性P波の生じる要因となります。

③心室イベント

- ペースメーカでは，PVCだけではなく，先行する心房イベントのない心室イベントもPVCとして取り扱われます。

（高橋勝行）

図1 PVCレスポンスがない場合
期外収縮後の逆行性P波によってPMTが誘発されている。

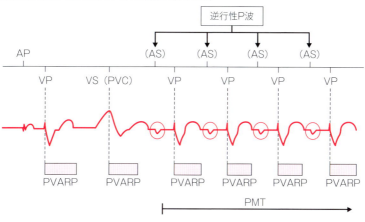

図2 PVCレスポンスがある場合
期外収縮後の逆行性P波はPVCレスポンスによって延長されたPVARP内で不応期内センシングとなっている。

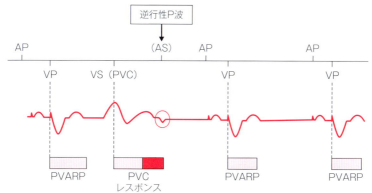

①PVCに続くP波が感知されていない場合は，PVCレスポンスの可能性を考慮する必要があります。

②PVCレスポンスは，反復性非リエントリー性室房同期(repetitive non-reentrant ventriculoatrial synchrony；RNRVAS)の原因となることもあります。

I 今さら聞けないペースメーカの適応・基本設定・必須用語

Question 9

レートレスポンスはどうやって心拍調整をしているのですか？

- レートレスポンス(rate response)とは心拍応答機能のことです。ペースメーカ内のセンサーによって体動などを検知し運動強度に応じて、あらかじめ設定したレートにペースメーカを自動調整する機能です。
- センサーの種類には「加速度センサー」、「分時換気量センサー」、「closed loop stimulation(CLS)センサー」などがあります。

加速度センサー

- 本体内部で浮いているように設計されたセンサーであり、振動に反応します。特に前後の動きに敏感ですが、設計上デバイス本体に対する圧力には反応しません。
- また、デバイス本体の位置や方向(表・裏、傾きなど)も加速度センサーの応答には影響しません。

分時換気量センサー

- 代謝需要によって変動する分時換気量を胸部インピーダンスから測定します。分時換気量は運動を始めてもすぐに反応しないため、多くは前述の加速度センサーと組み合わせて用いられます。

CLSセンサー

- バイオトロニック社製ペースメーカに搭載されている独自の機能で、心筋の収縮力の変化を心筋インピーダンスの変化として検知し、即座に心拍数に反映する機能です。
- 特別なリードを必要とせず、精神的なストレスにも反応することが可能です。

- レートヒストグラムで心拍数が下限応答数に固定されてしまっている患者では，この機能をONにすることで労作時息切れを著明に改善させることがあります。
- 感度(センサー)の設定が鋭敏すぎる場合は，軽い動作で必要以上にレートが上昇してしまい動悸症状を呈します。また，感度の設定が鈍感な場合には，運動強度に見合うまで心拍数が上昇せず，息切れ，疲労，めまいなどを生じることがあります。患者の生活様式や症状に応じた設定が必要です。
- レートレスポンス導入後，または設定変更後は，フォローアップ期間を短くして，レートヒストグラムでの心拍数の変化と患者の自覚症状の推移を確認する必要があります。

（谷岡　怜）

①レートレスポンス機能をONにするとモードがDDDR，VVIRのように4文字目に「R」が付きます。
②患者の生活様式や症状に応じた設定が必要です。

Ⅰ 今さら聞けないペースメーカの適応・基本設定・必須用語

Question 10 ヒステリシスって何ですか？

- ヒステリシスとは，患者の自己心拍を優先することができる機能の一つです．
- 通常ペースメーカは下限設定レート以下の心拍数になることはありませんが，ヒステリシスがプログラムされている場合は，下限設定レート以下の自己心拍リズムでも正常な作動です．

ヒステリシス設定

- ヒステリシスの設定は各社さまざまですが，ヒステリシスレートの設定が必要です．
- ヒステリシスレートは下限設定レートと同様に60bpmなどと表示されているものと，下限設定レートに対して，−5bpm，−10bpmまたは−5％，−10％のように表示されるものとがあります．また，デバイスによってはサーチ間隔やサーチサイクルを設定することができます．

ヒステリシス作動の実例

- ヒステリシス設定では，通常の下限設定レートペーシング内の自己心拍の有無を確認しており，一度自己心拍が確認されるとペースメーカはヒステリシスレートを下限設定レートとして自己心拍を優先します．ヒステリシスレート内に自己心拍がセンシングされない場合は通常の下限設定レートに戻りペーシングを行います（図1）．
- また，デバイスによっては自己心拍リズムの有無を確認するサーチ機能を設けている場合があるため，心電図モニターなどの解釈には注意が必要です（図2）．

（髙野明日香）

図1　例：ペースメーカ設定：VVI 60bpm，ヒステリシスレート 50bpm

①ペースメーカは下限設定レート(VP)でペーシング作動．
②自己心拍(VS)出現によりヒステリシスインターバルで作動．
③ヒステリシスインターバル内に自己心拍(VS)が出現しなかったため，ヒステリシスインターバル終了後に通常のペーシング作動(VP)．

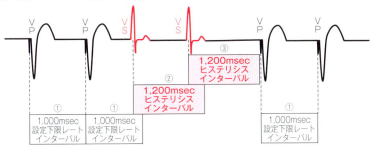

図2　例：ペースメーカ設定：VVI 60bpm，ヒステリシスレート 50bpm，サーチ間隔10心周期，サーチサイクル1回

①ペースメーカは下限設定レート(VP)でペーシング作動．
②サーチ間隔の10心周期に1回(サーチサイクル)，ヒステリシスインターバルで自己心拍の有無を確認(サーチ間隔は，心周期または時間[分]によりプログラムが可能)．
③自己心拍出現によりヒステリシスインターバルで作動．
④ヒステリシスインターバル内に自己心拍(VS)が出現しなかったため，ヒステリシスインターバル終了後に通常のペーシング作動(VP)．

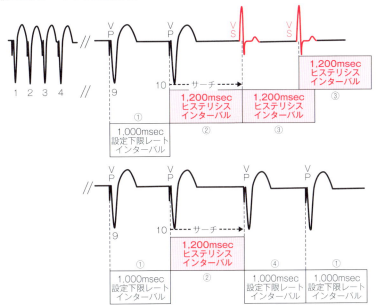

①不必要な心室ペーシングを避け自己心拍を優先させることで,より生理的なペーシングを実現し,さらには電池寿命を長くすることが利点です。
②通常の設定下限レートを下回ることで,ペースメーカ作動が誤認識されることもあるため,各社のアルゴリズムを正確に把握しなければいけません。

●ヒステリシスの設定によっては,動悸の症状を訴えることがあるため,注意が必要。

Question 11 今さら聞けないペースメーカの適応・基本設定・必須用語

スルーレートって何ですか？

ペースメーカのセンシング回路

- ペースメーカはセンシング回路によって自己心拍の有無の判断を行っています。ペースメーカのセンシングで重要な要素は，心臓内の電気信号(心内電位)の周波数(Hz)，スルーレート(V/sec)，電位差(mV)の3つであり，スルーレートはその重要な要素の1つです。
- センシング回路は，①増幅器，②フィルター，③レベル検出器によって構成され，電極から入力された信号がどんな成分の信号かを区別し判断を行います(図1)。

心内電位のスルーレートとフィルター処理

- 心筋が脱分極するときに，心臓内に留置したリードの先端の電極によって2相性に振れる心内電位図が記録されます。この心内電位の傾きがスルーレートになります(図2)。
- 心内電位のなかで振幅が大きく立ち上がりが鋭い信号は，スルーレートが大きな波形となり，振幅が小さく立ち上がりが緩やかな信号は，スルーレートが小さな波形になります(図3)。
- 標準的な心内電位で記録されたQRSやP波のスルーレートは0.5V/sec以上になり，T波のスルーレートは0.5V/sec未満になります。
- センシング回路のフィルターは，適切なスルーレートをもつ信号のみを通過し，非常に大きなスルーレートをもつ信号や小さいスルーレートをもつ信号はフィルターを通過しません(その信号をセンシングしません)。また，心房/心室のそれぞれのセンシング回路内でスルーレートの値に基準を設けて処理を行っています。
- センシング回路のフィルターは，適切なスルーレートと適切な周波数組成

をもつ信号のみが通過するフィルターとなっています［帯域通過フィルター（band pass filter）］。

（菊池紀敏）

図1　ペースメーカセンシング回路の構成
①増幅器：電極より入力される心内電位の信号を，大きなエネルギーの出力信号とする。
②フィルター：入力された信号をスルーレートや周波数組成によって区別する。
③レベル検知器：入力された信号の波形の大きさ（波高値）によって区別する。

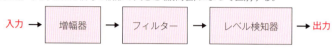

図2　心内電位の
　　　　スルーレート
　　（文献1より引用）

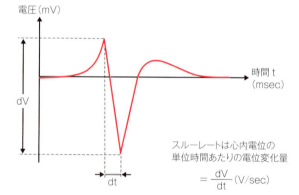

スルーレートは心内電位の単位時間あたりの電位変化量
$= \dfrac{dV}{dt}$ (V/sec)

図3　波形によるスルーレートの違い

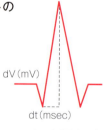
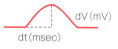

スルーレートが大きい波形　　スルーレートが小さい波形

文献
1) 庄田守男, 小林義典, 新田 隆 (訳)：イラストで学ぶ心臓ペースメーカ Step by Step. 医学書院, 東京, 2007, p62.

①心内電位として記録されたQRS波やP波のスルーレートは，デバイスの埋込み時に測定することができます。
②スルーレートはwide QRSのときや，小さい信号しか記録できないときに重要になります。

Question 12 セーフティーペーシングって何ですか？

I 今さら聞けないペースメーカの適応・基本設定・必須用語

- DDDモードにて動作している状況で，心房のペーシング出力を心室のリードが認識することで心室のペーシングが抑制されることがあります。これをクロストークとよびます。
- 主にこのクロストークによる心室のペーシングの抑制を防ぐためにある機能がセーフティーペーシングです。

セーフティーペーシングの動作説明

- dual chamberペースメーカでは通常心房ペーシングをしている間は心室側では検知しないようにしています。これを心房イベント後心室ブランキング（post atrial ventricular blanking：PAVB）とよびます。
- このPAVBを長く設定することでクロストークを防ぐことが可能になります。
- しかし，このPAVBを長く設定したことで実際の心室興奮も認識しなくなってしまいます。また，タイミングによっては心室ペーシングがT波の頂上で行われることで致死性の不整脈を誘発する可能性もあります（図1）。
- そのため，PAVBは，できる限り短く設定することが望ましいことになります。しかし，短く設定したことでクロストークが発生する可能性が高くなってしまいます（図2）。
- 以上のことを解決するためにできたのが，セーフティーペーシング機能です。
- PAVB後にセーフティーペーシング期間を設けることで，この期間内に入る心室側のイベントはセーフティーペーシングの対象になるものとみなし，ペーシングを行います。そうすることで，通常の心室興奮である場合，このペーシングは無効となり，ノイズやクロストークによるものであれば抑制されることで脈が抜けるのを防ぐことが可能になります（図3）。
- このようにdual chamberによるペーシングにおいて起きる問題をどうにか防ごうと考えられた機能がセーフティーペーシングです。　　　（土屋直俊）

図1　PAVBが長すぎるとき

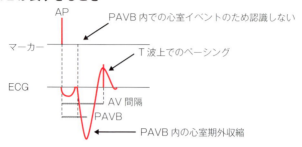

図2　PAVBが短すぎるとき

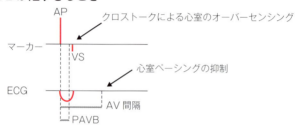

図3　セーフティーペーシング作動時の心電図

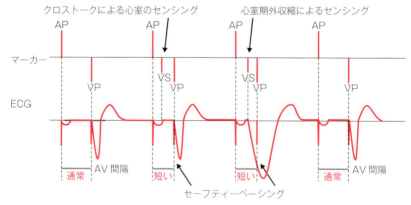

①セーフティーペーシングは通常AV delayよりも短く100〜110msecで設定されています。
②セーフティーペーシング機能はメーカーや機種により表現が多少異なります。

I 今さら聞けないペースメーカの適応・基本設定・必須用語

Question 13 リードのステロイドコーティングってどんな意味があるのですか？

- ペースメーカなどのペーシングデバイスの新規植込み後のリードトラブルとして，リードの留置位置の移動(dislodgement)がありますが，そのほかにペーシング閾値の上昇もあげられます。
- ペースメーカなどのペーシングデバイスの新規植込み後，約1～3週の間にペーシング閾値は一時的に上昇し，そこから徐々に低下していき定常状態になります。
- これは，リードの先端電極と心筋組織の接触している周囲の炎症反応と線維被膜の形成によるものです(図1)。
- この炎症反応および線維被膜の形成によるペーシング閾値の一時的な上昇を抑えるために，国内では1980年代後半に販売され始めたものがステロイド溶出型のリードです。
- このリードの先端には，ステロイドが封入されており，留置後に体内へ溶出することでリードの先端電極と接触している心筋組織周囲の炎症反応と線維被膜の形成を抑えることができます(図2)。

図1 リードの先端電極の接触部分周囲の炎症反応と線維被膜の形成

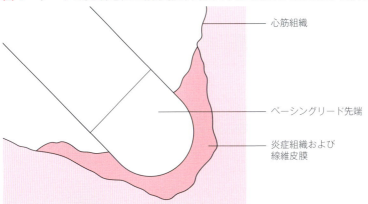

図2　ステロイド溶出型のリード(ボストン・サイエンティフィック社より提供)

ステロイドカラー：矢印の部分にステロイドが封入されている

©2015 Boston Scientific Corporation. All right reserved.

- この封入されているステロイドは，タインド(tined)型やスクリュー(screw-in)型などのリードのタイプや，製造メーカーによって異なりますが，デキサメタゾンなどの抗炎症薬が約1mg前後使用されています。
- また，リードから体内へ溶出されるまでの時間に関しても各メーカーによって異なります。
- しかしながら，炎症反応が原因とみられるペーシング閾値の上昇は起こっており，ステロイドの全身投与によりペーシング閾値の改善がみられた症例も報告されています。
- このため，胸部X線画像上でリードの留置位置の明らかな移動(dislodgement)，センシング波高値，リードインピーダンスに大きな変化が認められず，ペーシング閾値の上昇を認めた場合，炎症反応と線維被膜の形成によるペーシング閾値の上昇である可能性を考慮する必要もあります。
- 対策として新たに留置されたペーシングリードの場合，このペーシング閾値の上昇によってペーシング不全(pacing failure)が起きないようにペーシング閾値が安定するまでは，心電図(electrocardiogram；ECG)のモニタリングやペーシング閾値に対する出力設定の電圧およびパルス幅のマージンを，少なくとも2～3倍はとっておく必要があると思われます。**（原田大揮）**

①炎症反応および線維被膜の形成によるペーシング閾値の一時的な上昇を抑えるために，ステロイド溶出型のリードがあります。
②新たに留置されたペーシングリードの場合，ペーシング閾値の上昇がみられる場合があるため，ECGのモニタリングやペーシング出力の設定など注意が必要です。

Question 14 同軸構造って何ですか？リードの構造を教えてください

Ⅰ 今さら聞けないペースメーカの適応・基本設定・必須用語

- 屈曲や伸展などのストレスのある，ペースメーカリードにとって断線の回避は重要であり，可撓性（しなやかさ）が求められています．さまざまなストレスに耐えうるためにリード内の導線はコイル状に巻かれています．
- その一方で，リード留置の際は操作性を高めるためにスタイレットとよばれる芯となる導線を入れて操作するため，リードの中心は中空となっています．
- ペーシングには単極システムと双極システムの2通りありますが，センシング感度の点でより有利で，一般的に使用される双極システム（陰極，陽極ともペーシングリード上に配置して両極間で刺激パルスを発生させる方式）では陰極，陽極の導線コイルの配置の仕方で2種類（同軸構造と二重平行巻構造）に分類されます．

同軸構造と二重平行巻構造との比較（表1）

- 同軸構造とは，構成する材料を同心円に配し，断面が軸を同じくした入れ子になっている構造をいいます．一般に内部導線（陰極）の周囲を絶縁体で覆い，その周囲に外部導線（陽極）を配し，さらにその外側を絶縁被覆で覆います（図1）．
- 心腔内留置するペースメーカリードは，より細い形状が望ましいのですが，この同軸構造だと階層構造になるため細くするのに限界があります．このため近年では，二重平行巻構造にすることにより，細いリード径のものが開発されています．この構造は平行に巻かれた2本の絶縁被膜された導線を1本のコイルとして形成しています（図2）．
- ペースメーカリードは断線すると生命にかかわることもありうるので，たとえ1本が断線したとしても，ペースメーカの機能に問題が生じます．一般的に外側の導線のほうがストレスを受けやすいので，断線する可能性が

表1　同軸構造と二重平行巻構造の比較

	リード構造	
	同軸	二重並行巻
太さ	一般に太く柔軟性に劣る	細くできるため柔軟性が高い
断線リスク	外側(陽極)が高い	陰極/陽極とも同じ
同じ極性の導線の数	多い(2～5本)	少ない(1～2本)

図1　同軸構造

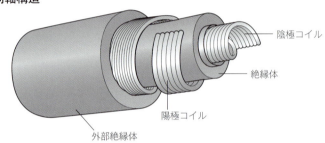

図2　二重平行巻構造

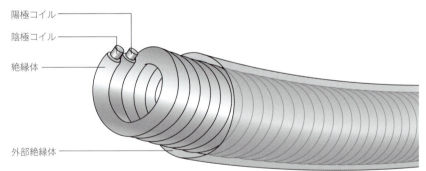

高くなりますが，同軸構造のリードの場合では緊急対応として内側の導線を単極(陰極)として使用できることがあります。
- 一方，平行巻構造では陽極─陰極間で短絡や断線が生じた場合は姑息的対応が制限されるため，リード寿命がより短くなる懸念があります。
- そこで陰極，陽極を2本1組にして，断線リスクを軽減したリードも開発されています(図3)。

（藤本伸泰）

図3　断線リスクを軽減したリード

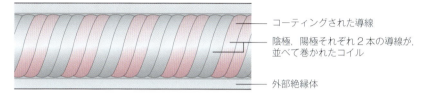

- コーティングされた導線
- 陰極，陽極それぞれ2本の導線が，並べて巻かれたコイル
- 外部絶縁体

① ペースメーカリードには主に同軸構造と二重並行巻構造があります。
② 一般に同軸構造のほうが太いですが，一方の導線の断線時には単極刺激への変更という姑息的対応が可能となる可能性が高い利点があります。
③ しかし二重並行巻構造でも断線リスクを下げるため，陰極陽極各2本以上の電線で構成されるものが多くなっています。

治療の豆知識　ペースメーカリードの耐久性を考慮する場合は，導線の配置構造以外に絶縁体の素材(シリコンかポリウレタンあるいはその合成か)も考慮すべきポイントとなります。

I 今さら聞けないペースメーカの適応・基本設定・必須用語

Question 15 ハイインピーダンスリードって何ですか？

- インピーダンス(抵抗値)とは，交流回路における電圧と電流との比です．
- 電極インピーダンスは電極面積と心筋の抵抗率で決まります．

ハイインピーダンスリードの原理(図1)

- 心筋にとって「有効な刺激」は心筋細胞を貫き通る電流ですが，細胞は絶縁体である細胞膜に囲まれています．この細胞膜を挟んで細胞内外のイオンが対向しています．これは電気的には膜の静電容量をもつコンデンサに置き換えて考えることができます．
- 電極インピーダンスは電極面積と心筋の抵抗率で決まります．つまり，電極インピーダンス(R)は
  $R = \rho \times L/S$
  (L：電極の長さ，S：電極の断面積，ρ：心筋の抵抗率)
  で表すことができます．
- また，電流閾値は電極面積に比例します．電極の断面積(S)を小さくすることで，電極直下の心筋細胞は少なく，したがってトータルの静電容量が小さくなり，また，この静電容量による電極直下のインピーダンスは大きくなります．
- また，電極面積が小さいので，電極直下の細胞間質の面積も小さくなり，細胞間質を無駄に流れる電流量も少なくなります．これがハイインピーダンスリードの原理です．

利点

① 電圧は，電流と電極インピーダンスとの積であるため，定電圧でペーシングを行った場合に流れる電流(消費電流)が少なくなります．

②リード先端電極と血液に接触している(心筋と接触していない部分)部分における無効電流が少なくなります(図2)。
● 以上2つの理由から電池寿命を延ばすことが期待できます。

図1　電極と心筋細胞のインターフェース

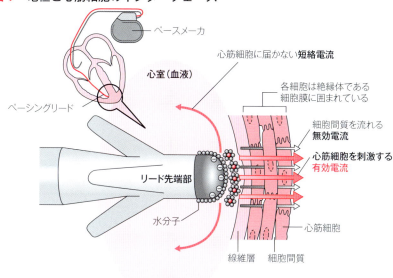

図2　電極チップの短絡電流

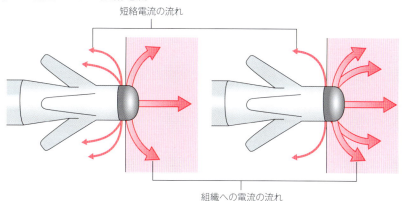

欠点

● 先端電極が小さいため,センシングするためのアンテナが小さいので,波高値が低くなる可能性があります。
● そのため,電極をフラクタル構造にするなど電極リードを工夫することで電気的な表面積を大きくし,センシングの補填をしています。　　（定　亮志）

①ハイインピーダンスリードとは電極と心筋が接触する部分のインピーダンスを高くした電極です。
②消費電流が少なくかつリード先端電極と血液に接触している(心筋と接触していない)部分における無効電流が少ないため,電池寿命を延ばすことが期待できます。

I 今さら聞けないペースメーカの適応・基本設定・必須用語

Question 16 ペーシング出力の自動調整の仕組みを教えてください

- ペーシング出力は,心臓を興奮させるために必要な最小刺激の強さである閾値を測定し,一般的に閾値に対し2倍以上の安全域をとり電圧(V)とパルス幅(msec)を設定します。
- 通常,ペーシング出力の調整は,植込み時や外来時に行っていますが,デバイス本体が自動で閾値測定し出力を調整する,自動出力調整機能が搭載されたデバイスが普及しています。
- この機能により,ペーシング出力を抑えることによる電池寿命の延長[1]や,急激な閾値上昇によるペーシング不全[2]に対しても対応できるようになっています。

原理(図1)

- 自動出力調整機能の原理として,ペーシングが心筋を捕捉したかを判断するため,心筋が収縮する際に発生するごくわずかな電気シグナルであるevoked response(ER)を検出する方法が用いられています。
- しかし,心房に関しては心房筋のERは小さく検出できない可能性を考慮し,ERではなく房室伝導を利用したものや自己のP波の有無(心房センシングのマーカー;AS)を原理とし捕捉を確認する機種もあります。
- ER検出時の問題点としては,ペーシングパルスが出力されると電極周囲のイオン移動により分極電圧が発生してしまいます。ER検出のためのブランキングを用いて分極電圧とERとを区別しています。ER検出にはペース後脱分極面積(paced depolarization integral;PDI)や波形,ER電位の高さ,傾きを用いて捕捉しているかを判断しています(図1)。
- ERに影響を与える因子としては,分極電圧やtip電極の形状,tip-ring間距離などのリード構造または留置期間などがER検出に影響します。

図1　evoked response検出原理と分極電位との鑑別アルゴリズム

a：ER検出原理

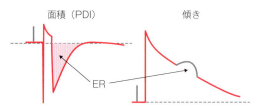

b：ERと分極電圧との鑑別

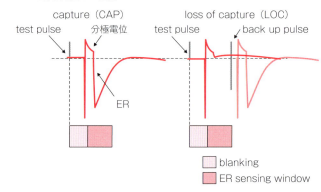

自動出力調整の流れ

①プログラマーで自動出力調整機能をONにプログラム

- 閾値測定時間（例：AM1:00）や測定間隔（8時間ごと，24時間ごとなど）を設定します．
- 閾値に対する安全域を設定します（閾値に対して+1.0Vや閾値の2倍など）．

②自動閾値テスト

- 心房であればレートを上昇させ，心室であればAV delayを短くし完全にペーシングリズムとします（自己レートが早い場合やfusion beatではERが適切に検出できないため，自動閾値測定が適切に行われない場合があります）[3,4]．
- ERの検出を元に，閾値を測定します．

- 閾値テスト時の loss of capture（LOC）の際は，バックアップペーシング（高出力：5V/0.5msec など）を入れます（**図2**）。

③自動出力調整
- 設定した安全域を加えた出力へ調整します。

（小川浩司）

図2　自動閾値測定中の心電図（メドトロニック社）

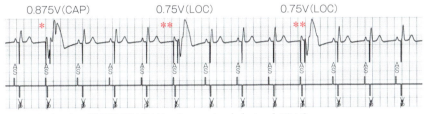

＊　test pulse で捕捉しているが back up pulse と fusion している。
＊＊　test pulse は LOC となり back up pulse により捕捉している。

- 各社とも自動閾値テストの際は，LOC となっても必ず高出力のバックアップペーシングを送出し脈が飛ぶのを防ぐようになっています。
- しかし，自動出力調整から次回のテスト時までに急激な閾値上昇が起こった場合は，ER を beat by beat で捕捉を確認できる機種（**表1**）のみが LOC 時に back up pulse を送出できることを念頭に置く必要があります。beat by beat で確認できない機種は pacing failure となるため，脈が飛ぶことに注意して設定する必要があります。

表1 各社自動出力調整機能のまとめ

	メドトロニック社	セント・ジュード・メディカル社	ボストン・サイエンティフィック社	バイオトロニック社	日本ライフライン社
機種名(DR)	ADVISA MRI™	Accent MRI™	INGENIO™ MRI	Etrinsa8 Pro MRI	REPLY 200
心房自動出力調整機能の有無	○	○	×	○	×
心室自動出力調整機能の有無	○	○	○	○	○
捕捉確認の原理	A：Aマーカー房室伝導 V：ER傾き	A：波形 V：PDI	ER：波高値	A：Aマーカー V：非公開	ER傾き
測定間隔	24時間（時間指定可）	8時間または24時間	21時間	0.1〜24時間	6時間
beat by beatの捕捉確認*	×	○	○	○	×

*心室の自動調出力調整機能における捕捉確認。

文献

1) Brockes C, Rahn-Schönbeck M, Duru F, et al: Impact of automatic adjustment of stimulation outputs on pacemaker longevity in a new dual-chamber pacing system. J Interv Card Electrophysiol 8: 45-48, 2003.
2) Biffi M, Bertini M, Mazzotti A, et al: Long-term RV threshold behavior by automated measurements: safety is the standpoint of pacemaker longevity! Pacing Clin Electrophysiol 34: 89-95, 2011.
3) Sperzel J, Milasinovic G, Smith TW, et al: Automatic measurement of atrial pacing thresholds in dual-chamber pacemakers: clinical experience with atrial capture management. Heart Rhythm 2: 1203-1210, 2005.
4) Murgatroyd FD, Helmling E, Lemke B, et al: Manual vs. automatic capture management in implantable cardioverter defibrillators and cardiac resynchronization therapy defibrillators. Europace 12: 811-816. 2010.

①自己レートが速い場合やfusion beatではERが適切に検出できないため設定するときには注意が必要です。
②beat by beatの捕捉確認が可能な機種であるかを把握し，設定することが望ましいです。

I 今さら聞けないペースメーカの適応・基本設定・必須用語

Question 17 ペースメーカ症候群って何ですか？

- ペースメーカは心房心室の同期性がある生理的ペースメーカ(DDD，AAI)と心房心室の同期性がない非生理的ペースメーカ(VVI)に分けられます。
- 非生理的ペースメーカ植込み後にかえって症状が悪化することがあり，それをペースメーカ症候群といいます。

成因

- 心拍出量に対する心房の寄与は20～30％とされます。非生理的ペースメーカでは，心房と心室が同期して収縮しないため(図1)，あるいは逆行性室房伝導が生じるために，心房の寄与が失われます。これによって心拍出量低下・血圧低下といった血行動態上の不利益が生じ，患者は動悸・胸痛・冷感・めまい・易疲労感などの症状を呈することになります。
- また，体位変換時の心房拍動数増加や心収縮力増加といった神経調節性反射に異常をきたすことが関与しているともいわれています。

疫学

- ペースメーカ症候群の頻度を検討した代表的な大規模臨床試験としては，PASE試験[1]やMOST試験[2]があります。いずれもVVIからDDDへの変更がモードの再設定だけで可能であった試験です(再手術を必要としなかった試験)。PASE試験では26％，MOST試験では18.3％の頻度でVVI患者にペースメーカ症候群を認めたと報告されています。
- また，いずれの試験でもペースメーカ症候群の発現は植込み後1年以内の早期に起こることが多いとされています。

対処法

- 房室同期性を保つように生理的ペーシングを行うことが大切です。
- VVIペースメーカ植込み後にペースメーカ症候群を認めた場合は，心房リードを追加してDDDペースメーカに変更することを考慮する必要がありますが，レートレスポンス機能［Q9(p38)参照］を付けてVVIRとすることで症状が緩和する場合があります。
- 洞不全症候群の場合は，VVIのペーシングレートを可能な範囲内で下げることで自己心拍を温存し対応できる場合もあります。

(黒井章央)

図1　VVIペースメーカの心房収縮と心室収縮のタイミングの変化
心房収縮(⬇)とペーシングによる心室収縮は同期していない。

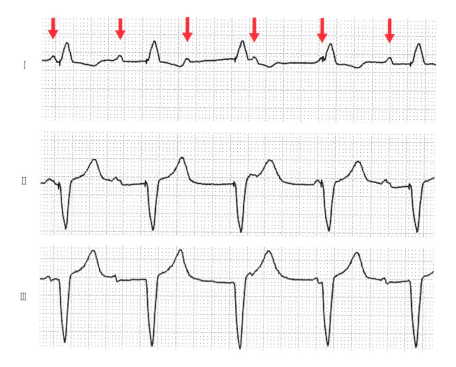

文献

1) Lamas GA, Orav EJ, Stambler BS, et al: Quality of life and clinical outcomes in elderly patients treated with ventricular pacing as compared with dual-chamber pacing. N Engl J Med 338: 1097-1104, 1998.
2) Link MS, Hellkamp AS, Estes NA, et al: High incidence of pacemaker syndrome in patients with sinus node dysfunction treated with ventricular-based pacing in the Mode Selection Trial (MOST). J Am Coll Cardiol 43: 2066-2071, 2004.

①ペースメーカ植込み後に症状が増悪する場合があり，ペースメーカ症候群といいます。
②心房心室の同期性を意識し，できれば自己心拍を温存することが大切です。

I 今さら聞けないペースメーカの適応・基本設定・必須用語

Question 18 Twiddler症候群って何ですか？

Twiddler症候群とは

- ペースメーカ植込み術後になんらかの原因によってジェネレータが回転もしくは反転した結果，リードに捻れが生じた現象をTwiddler症候群（トゥイドラー症候群）とよびます。
- 図1に示すように，アンカースリーブ部分からペースメーカ本体にかけてのリードに捻れが生じます．1968年にBaylissら[1]が，患者自身が皮膚の上からペースメーカ本体を動かすことでリードに捻れができたことを初めて報告しました．

原因

- 高齢，肥満，女性では皮下組織が粗になりやすく，ペースメーカ本体が回転しやすいために起こりやすいです．ポケットが大きすぎる場合も起こりやすいといわれています．
- また，患者自身がペースメーカ本体を動かすことによって起こるため，精神的な問題が起因となることがあります．

予防

- 手術時においては，適切な大きさのポケット作成，ペースメーカ本体のしっかりとした固定に心掛けます．術後，胸部X線によるチェックを行って早期発見します．
- また，皮膚の上からジェネレータを過度に触らないように患者への教育を行っておきます．

治療

- サポーターなどによる外部からの固定によって進展を抑制します。リード断線などのリードトラブルが疑われるときには、外科的な再固定術を行います。
- リードがポケット部にどんどん巻き取られてしまい、リード逸脱が生じたケースも報告されています。リードが強く牽引されている場合にはペーシング閾値にも注意が必要です。場合によっては再手術が必要となります。

症例提示

- 症例は60歳代、女性、BMI 27.6kg/m²。洞不全症候群に対してDDDペースメーカ移植術が施行されました。手術後の胸部X線ではリードに捻れなどは認めず(図2a)、順調に経過して退院されました。しかし、手術6カ月後の胸部X線写真において、ペースメーカ本体が反転してリードに捻れが生じていました。
- 当患者に対してペースメーカ本体を手で動かさないように教育することで、リードの捻れは増悪することなく経過しています。

(篠原徹二)

図1 Twiddler症候群の模式図
ペースメーカ本体が手術後にポケット内で繰り返し回転させられた結果、アンカースリーブ部分からペースメーカ本体にかけてのリードに捻れが生じる。

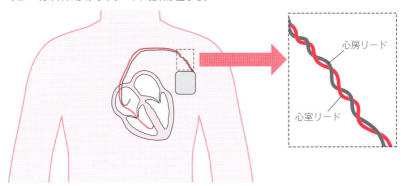

図2　術後にペースメーカ本体の反転をきたした症例

a：ペースメーカ植込み術後の胸群X線写真。左前胸部にDDDペースメーカが植込まれており，この時点ではリードに捻れなどは認めない。
b：ペースメーカ植込み術6カ月後の胸部X線写真。ペースメーカ本体が反転した結果，リード接続部がペースメーカ本体右側だったものが左側に移動し，リードに捻れが生じている。

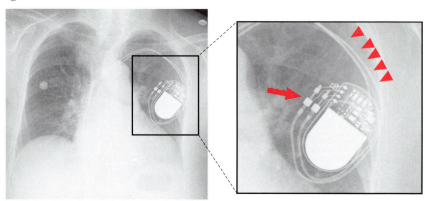

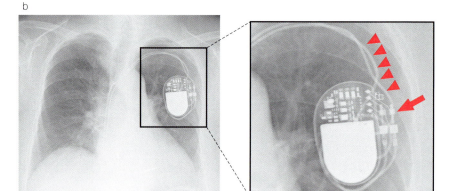

文献

1) Bayliss CE, Beanlands DS, Baird RJ: The pacemaker-twiddler's syndrome: a new complication of implantable transvenous pacemakers. Can Med Assoc J 99: 371-373, 1968.

①Twiddler症候群はきわめてまれな疾患ですが，常に念頭に入れて早期発見に心掛けなければなりません。
②適切な大きさのポケット作成，ペースメーカ本体のしっかりとした固定，および患者の教育といった予防が大切です。

I 今さら聞けないペースメーカの適応・基本設定・必須用語

Question 19 pseudo pseudo fusionって何ですか？

- DDDペースメーカにおいてみられるもので，自己QRS波形内に心房ペーシングパルスが混在することをいいます。ペーシングスパイクとQRS波の立ち上がりの時相が一致しているようにみえても，心房ペーシングであるため心室とは無関係であり，QRS波は自己の波形となります。心室期外収縮や心房アンダーセンシング時に発生することがあります。
- これに対して，自己QRS波に心室ペーシングによる無効パルスが重なる場合を，pseudo fusionといいます。
- 図1はpseudo pseudo fusionの実例です。2拍目まではプログラムされた下限レートで心房ペーシングが行われていますが，3拍目に明らかに波形の異なるQRS波がみられ，このQRS波に重なって2つのペーシングスパイクが放出されています。
- 最初のペーシングスパイクは，プログラムされた心房補充収縮間隔で放出される心房ペーシングであり，この刺激と重なるようにして心室期外収縮が出現しています。
- DDDペースメーカでは，クロストーク（心房ペーシングスパイクを心室でセンスすることによって心室ペーシングが抑制されること）を防ぐために，心房ペーシングと同時に短時間のブランキング（心房イベント後心室ブラン

図1　pseudo pseudo fusion

3拍目に心室期外収縮が出現し心房ペーシングと自己QRS波の混在波形となっている（pseudo pseudo fusion）。設定されたAV delay後に心室ペーシングが送出されているが，心室が不応期から脱していないために無効パルスとなっている。

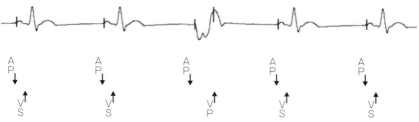

キング)が設定されています。このブランキング時間のために心室期外収縮がセンスされずにAV delay終了後に心室ペーシングが行われています(**図2**)。このタイミングでは，まだ心室が生体内の不応期から脱していないために無効パルスとなり，QRS波が心房心室の2つのペーシングスパイクに挟まれる結果となります。

- 長いAV delayが設定されている場合には，この心室ペーシングが心室をキャプチャーし，R on Tから心室頻拍や心室細動を誘発してしまうことが懸念されますが，心室セーフティーペーシング機能［Q12(p45)参照］で回避できる可能性があります。 **（永井啓行）**

図2 心室ブランキング

心房ペーシングが自発QRS波と同じタイミングで送出されると，心室ブランキング(心房イベント後心室ブランキング)で自発QRS波がマスキングされるため，設定されたAV delay後に心室ペーシングが送出される。このペーシングが心室をキャプチャーしてしまうと，R on Tから心室頻拍や心室細動を誘発する恐れがある。

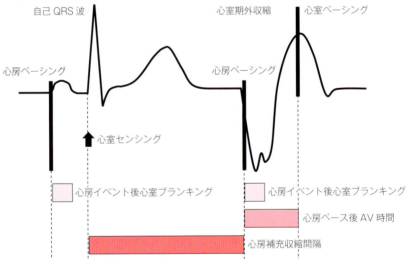

① 自己QRS波形内に心房ペーシングパルスが混在することをpseudo pseudo fusionといいます。
② 心房ペーシングが自発QRS波と同じタイミングで送出されると，心室ブランキングで自発QRS波が隠れてしまうため，設定されたAV delay後に心室ペーシングが送出されます。
③ 心室期外収縮や心房アンダーセンシング時に発生することがあります。

Question 20 洞房ブロックってどんな病態ですか？

- 洞房ブロックとは，洞結節から出た興奮が心房筋に伝播する際に伝導障害をきたしている状態です。
- 洞結節細胞群は自動能を有する主歩調取り細胞群，洞結節内伝導に関与する細胞群およびこれらの中間的役割を果たす副次的歩調取り細胞群から成り立っています。洞房ブロックとは副次的歩調取り細胞群，洞結節内伝導に関与する細胞群における最大静止膜電位の減少（脱分極側への偏位），第0相脱分極の抑制によりもたらされます。

分類

- 障害の程度によりⅠ度，Ⅱ度（Wenckebach型，MobitzⅡ型），Ⅲ度に分類されます。

Ⅰ度洞房ブロック
- 洞房伝導時間の延長をきたしているが，1：1で心房筋に興奮が伝播するもの。心電図では判別できません（図1a）。

Wenckebach型Ⅱ度洞房ブロック
- 徐々に洞房伝導時間の延長をきたし，その後心房筋への興奮伝播が途切れるもの。洞房伝導時間の延長率は徐々に減少するため，心電図ではPP間隔が短縮した後に，P波から脱落します（図1b）。

MobitzⅡ型Ⅱ度洞房ブロック
- 洞房伝導時間の延長をきたすことなく，突然心房筋への興奮伝播が途切れるもの。心電図ではPP間隔が短縮することはなく，P波から脱落します。その際のPP間隔は脱落前のPP間隔の整数倍です（図1c）。

Ⅲ度洞房ブロック（完全洞房ブロック）

- 洞房伝導が途絶しており，心房筋にまったく興奮が伝わらないもの。心電図上，洞停止と判別がつきません（**図1d**）。

図1　洞房ブロックの分類

a：Ⅰ度洞房ブロック

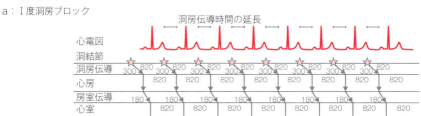

b：Wenckebach型Ⅱ度洞房ブロック

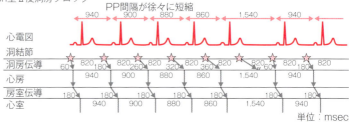

c：MobitzⅡ型Ⅱ度洞房ブロック

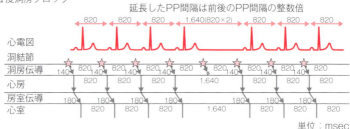

d：Ⅲ度洞房ブロック（完全洞房ブロック）

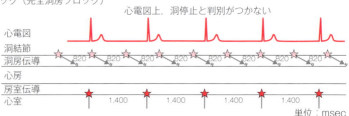

原因

● ほかの洞不全症候群と同様に，冠動脈疾患，心筋症，弁膜症，高血圧性心疾患，ジフテリア，リウマチ熱，心筋炎，心膜炎，結核，甲状腺機能低下症，糖尿病，膠原病，心アミロイドーシス，神経・筋疾患などがあります。また特発性のことも多くみられます。

症状

● 徐脈により失神発作や痙攣，めまい，眼前暗黒感，浮動感などの脳虚血症状や呼吸困難，息切れなどの心不全症状をきたすことがあります。また動悸や全身倦怠感，易疲労感などの症状を認めることがあります。

治療

● 臨床的意義は洞不全症候群と同様です。イソプロテレノールやアトロピンの投与を行うこともありますが，症状が強く，可逆的な原因がない場合はペースメーカの植込みの適応となることもあります。　　　　（金澤尚徳）

洞房ブロックは，
①P波およびQRSの脱落（RR間隔の延長）を認め，
②延長したPP間隔が前後のPP間隔の整数倍となっている（MobitzⅡ型），あるいは
③PP間隔が徐々に短縮した後にP波から脱落する（Wenckebach型）場合に心電図上判読可能です。

I 今さら聞けないペースメーカの適応・基本設定・必須用語

Question 21 3枝ブロックってどんな病態ですか？

- 3枝ブロックとは、右脚、左脚前枝、左脚後枝の3枝ともに伝導障害をきたした病態です。通常は2枝が完全ブロック、1枝が不完全ブロックの状態を指すことが多いです[1]。
- 12誘導心電図では、2枝ブロック(右脚＋左脚前枝、または右脚＋左脚後枝ブロック)にⅠ度またはⅡ度の房室ブロックが加わることで診断します。
- 3枝ブロックは完全房室ブロックに移行しうるため、失神、Adams-Stokes発作の鑑別疾患として重要です(図1)。

失神をきたした3枝ブロックへの対応

- 慢性の3枝ブロックがあり、心原性失神を強く疑わせる症状を認める場合、一過性の房室ブロックによるAdams-Stokes発作を疑う必要があります。
- 失神の精査にても明らかな原因が特定できない場合には、long pauseの心電図が記録されていなくても、ペースメーカ植込みを考慮します[2]。

症状のない慢性3枝ブロックへの対応

- 慢性の3枝ブロックを呈するが、症状がまったくない場合には、完全房室ブロックに移行するかどうかのリスク評価が重要です。
- 一般的に、心機能が正常で伝導障害のみを認める場合には、完全房室ブロックに移行するリスクはそれほど高くないと考えられています。症状や基礎心疾患がなく、偶発的に見つかった場合には、経過観察とする場合が多いです。
- 一方、器質的心疾患に伴った3枝ブロックは、心臓電気生理学的検査(electrophysiology study；EPS)で心内心電図を記録して、リスク評価を行います。

- Ⅰ度房室ブロックを呈する場合でも，それが残りの1枝の不完全ブロックを示しているかどうかは，体表心電図からは判断できません．心内心電図にてHis束以下での伝導遅延が証明されれば，残りの1枝にも不完全房室ブロックが及んでいると判断し，ペースメーカの植込みを考慮します[2]．
- 3枝ブロックをきたしうる器質的心疾患としては，心筋梗塞が最も多いです[3]．右脚と左脚前枝の近位部はともに左冠動脈前行枝から灌流を受けており，前壁の心筋梗塞に多く合併します．

図1　完全ブロックに移行した3枝ブロックの例
a：失神にて来院した70歳代男性の来院時心電図．2枝ブロック(右脚ブロック＋左脚前枝ブロック)にⅠ度房室ブロックを合併しており，3枝ブロックの心電図である．
b：入院経過観察中に完全房室ブロックとなった．

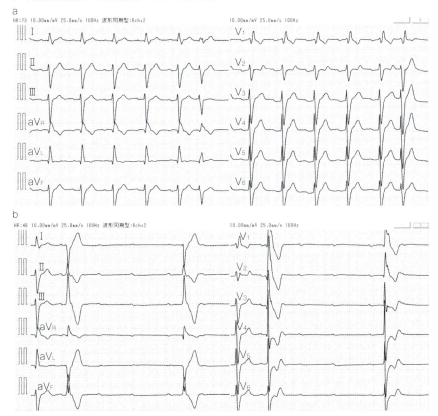

新規に出現した3枝ブロックへの対応

●新規に3枝ブロックが出現した場合には，心エコーや冠動脈を評価し，器質的心疾患を検索する必要があります。

(野副純世)

文献

1) 循環器病の診断と治療に関するガイドライン（2010年度合同研究班報告）：不整脈の非薬物治療ガイドライン（2011年改訂版）. http://www.j-circ.or.jp/guideline/pdf/JCS2011_okumura_h.pdf
2) Surawicz B, Knilans T, Zipes D: Chau's Electrocardiography in Clinical Practice (5th ed). W.B. SAUNDERS, Philadelphia, 2001.
3) Lenegre J: Etiology and pathology of bilateral bundle branch block in relation to complete heart block. Prog Cardiovasc Dis 6: 409, 1964.

①完全右脚ブロックに高度左軸偏位，Ⅰ度房室ブロックを合併している場合には3枝ブロックを考慮する必要があります。
②症状がない場合には，器質的心疾患の有無により対応が異なります。

Question 22 夜間就寝中のみ7秒のポーズ。症状はありません。ペースメーカの適応でしょうか？

- ペースメーカ植込みの適応において最も重要視されるのは徐脈による症状（失神，めまい，息切れ，心不全症状など）の有無です。
- 自覚症状を認めない徐脈性不整脈に関しては，何秒以上のポーズでペースメーカ適応という明確な基準はありません［2013年欧州心臓病学会（European Society of Cardiology；ESC）ガイドラインでは無症候性では6秒以上のポーズで検討としています[1]。成書では4〜5秒で検討とするものが多いです］。
- Holter心電図などを施行し，著明な徐脈（＜40拍/分）と長い心室停止（＞3秒）の回数を参考にリスクを考慮し，個々の症例で検討していくしかありません。
- また夜間就寝中には消化器症状による覚醒，悪夢などが徐脈症状として気づかれていないことがあり，詳細な病歴の聴取も重要です[2]。
- 長いポーズを生じる徐脈性不整脈としては，①房室ブロック，②洞不全症候群，③徐脈性心房細動を考えます。

①房室ブロック
- 長いポーズを呈するものは高度または完全房室ブロックです。ブロック部位がHis束内またはHis束以下であればガイドラインではClass Ⅱaの適応です[3]（**表1**）。

②洞不全症候群
- 長いポーズを呈するものには洞房ブロック，洞停止，徐脈頻脈症候群があります。ガイドラインではClass Ⅱbの適応です[3]（**表2**）。

表1　房室ブロックに対するペースメーカの植込み適応

Class Ⅰ
①徐脈による明らかな臨床症状を有する第Ⅱ度，高度または第Ⅲ度房室ブロック
②高度または第Ⅲ度房室ブロックで以下のいずれかを伴う場合
　●投与不可欠な薬剤によるもの
　●改善の予測が不可能な術後房室ブロック
　●房室接合部のカテーテルアブレーション後
　●進行性の神経筋疾患に伴う房室ブロック
　●覚醒時に著明な徐脈や心室停止を示すもの

Class Ⅱa
①症状のない持続性の第Ⅲ度房室ブロック
②症状のない第Ⅱ度または高度房室ブロックで，以下のいずれかを伴う場合
　●ブロック部位がHis束内またはHis束以下のもの
　●徐脈による進行性の心拡大を伴うもの
　●運動または硫酸アトロピン負荷で伝導が不変もしくは悪化するもの
③徐脈によると思われる症状があり，ほかに原因のない第Ⅰ度房室ブロックで，ブロック部位がHis束以下のもの

Class Ⅱb
①至適房室間隔設定により血行動態の改善が期待できる心不全を伴う第Ⅰ度房室ブロック

表2　洞不全症候群に対するペースメーカの植込み適応

Class Ⅰ
①失神，痙攣，眼前暗黒感，めまい，息切れ，易疲労感などの症状あるいは心不全があり，それが洞結節機能低下に基づく徐脈，洞房ブロック，洞停止あるいは運動時の心拍応答不全によることが確認された場合。それが長期間の必要不可欠な薬剤投与による場合を含む

Class Ⅱ
①上記の症状があり，徐脈や心室停止を認めるが，両者の関連が明確でない場合
②徐脈頻脈症候群で，頻脈に対して必要不可欠な薬剤により徐脈をきたす場合

Class Ⅱb
①症状のない洞房ブロックや洞停止

③徐脈性心房細動

- 徐脈性心房細動では心拍数は房室伝導の伝導性に関係します。ガイドラインでは無症候性は適応になっていません[3]（表3）が，長いポーズを呈する場合は一過性の高度な房室ブロックの存在も考慮し検討する必要があります。
- 薬剤など可逆的な原因によらずに7秒のポーズを認める場合，洞結節機能，房室結節機能は高度に障害されている可能性が高く，無症候性でもペースメーカ適応と考えます。
- 無症候例にペースメーカを植込む場合はいつも以上に詳細に病状説明をし，患者が納得したうえで施行することが必要です。

（竹内崇博）

表3　徐脈性心房細動に対するペースメーカの植込み適応

Class Ⅰ
①失神，痙攣，眼前暗黒感，めまい，息切れ，易疲労感などの症状あるいは心不全があり，それが徐脈や心室停止によるものであることが確認された場合．それが長期間の必要不可欠な薬剤投与による場合を含む
Class Ⅱa
①上記の症状があり，徐脈や心室停止を認めるが，両者の関連が明確でない場合

文献

1) Michele B, Angero A, Gonzalo B, et al: 2013 ESC Guidelines on cardiac pacing and cardiac resynchronization therapy. Eur Heart J 34: 2281-2329, 2013.
2) Jason AR, John TL, Satish RR: Sleep Syncope : Treatment with a Permanent Pacemaker. Pacing Clin Electrophysiol 35: e206-209, 2012.
3) 循環器病の診断と治療に関するガイドライン（2010年度合同研究班報告）：不整脈の非薬物治療ガイドライン（2011年改訂版）．http://www.j-circ.or.jp/guideline/pdf/JCS2011_okumura_h.pdf

①ペースメーカ植込みの適応では，徐脈による自覚症状の有無が重要視されています。
②無症候性のポーズでは明確な基準はありませんが，4〜5秒以上で植込み適応を検討します。

I 今さら聞けないペースメーカの適応・基本設定・必須用語

Question 23 心機能が低下した房室ブロック症例です。何か注意することはありますか？

- ペーシング治療のみでは不十分である基礎心疾患の可能性があり、ペーシング治療導入前にその存在の検索が必要です。
- 低心機能例に高頻度心室ペーシングが予測される場合、心室ペーシング部位の検討が必要です。

心室ペーシング部位

- 代表的な心室ペーシングは以下の3種類です。
    1. 右室心尖部ペーシング(RV apical pacing)
    2. 右室中隔ペーシング(RV septal pacing)
    3. 両室ペーシング(biventricular pacing)

低心機能における右室心尖部ペーシング(図1b, c)

- 右室心尖部ペーシングは左脚ブロックと同様に、左室自由壁の興奮が遅れ心室同期不全(dyssynchrony)を誘発します。そのため血行動態への悪影響が報告されています[1]。
- 高頻度の右室心尖部ペーシング率(＞40％)[1]、ペーシング時の幅の広いQRS(＞160msec)で心不全や心房細動発症率が上昇[2]すると報告されています。
- したがって、心機能低下例では血行動態への悪影響が発現する可能性があり、右室心尖部ペーシングは好ましくありません。

低心機能における右室中隔ペーシング

- 右室中隔ペーシングが右室心尖部に比べ、より生理的であると報告されます。
- 左室駆出率(left ventricular ejection fraction；LVEF)＜40～45％の左室

収縮不全例において，右室心尖部ペーシングよりもLVEF悪化防止に有効性があるとの報告があります[3]。
● 一方で，心不全発症率や心房細動予防には効果が乏しいとの報告[4]もあり，さらなる検証が必要です。

低心機能における両室ペーシング（図1d）

● 日本循環器学会ガイドラインでは最適薬物治療例，左室収縮能低下（LVEF＜35％），高頻度心室ペーシング依存が予測される例での両室ペーシングが推奨されています。

図1 右室心尖部ペーシングでの心不全増悪：両室ペーシングへのアップグレードにて改善例
a：80歳代男性，陳旧性心筋梗塞。冠動脈バイパス術後，LVEF 42％。
b：完全房室ブロックにて右室心尖部ペーシング開始。
c：心拡大傾向，心不全急性増悪にて入院。
d：両室ペーシングへのアップグレードにて血行動態安定。

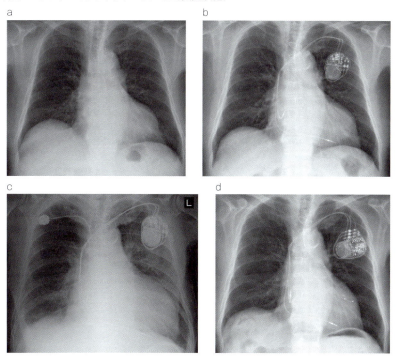

- LVEF＜50％の患者へは右室ペーシング単独と比較し両室ペーシングの有効性(死亡率低下，心不全予防，心機能悪化予防)が報告されています[5]。
- LVEF 40～50％の収縮不全で，心室ペーシング依存性が高ければ両室ペーシングが考慮されますが，費用面，造影剤使用，合併症率も考慮し慎重な臨床判断が必要です。

（津田豊暢，林　研至）

文献

1) Gillis AM: Optimal pacing for right ventricular and biventricular devices: minimizing, maximizing, and right ventricular/left ventricular site considerations. Circ Arrhythm Electrophysiol 7: 968-977, 2014.
2) Chen S, Yin Y, Lan X, et al: Paced QRS duration as a predictor for clinical heart failure events during right ventricular apical pacing in patients with idiopathic complete atrioventricular block: results from an observational cohort study (PREDICT-HF). Eur J Heart Fail 15: 352-359, 2013.
3) Shimony A, Eisenberg MJ, Filion KB, Amit G: Beneficial effects of right ventricular non-apical vs. apical pacing: a systematic review and meta-analysis of randomized-controlled trials. Europace 14: 81-91, 2012.
4) Kaye GC: A randomized comparison of the effect of pacing the right ventricular apex and high septum on left ventricular systolic function in patients with high grade atrioventricular block. Heart Rhythm Scientific Session 11: S18, 2014.
5) Curtis AB, Worley SJ, Adamson PB, et al: Biventricular pacing for atrioventricular block and systolic dysfunction. N Engl J Med 368: 1585-1593, 2013.

①心機能低下症例にて高頻度心室ペーシングが予測される例では，心室ペーシング部位として右室心尖部ペーシングは可能な限り避けるべきです。
②心機能低下症例では心室ペーシングとしては両室ペーシングが望ましいですが，患者背景や全身状態も考慮し総合的に判断します。

Question 24 先天性ブロックの成人の患者です。ペースメーカを植込むタイミングを教えてください

- 成人期先天性ブロックの適応は，先天性心構造異常を合併するか否かで異なります。
- 先天性ブロックで，先天性心構造異常を合併しないものは，非先天性ブロックの場合と同じで，日本循環器学会のガイドライン(表1)[1]に準じます。小児期に無症状であっても，高率に成人期に失神や突然死を起こすとの報告があり[2]，注意深い観察が必要です。
- 先天性ブロックで，先天性心構造異常を合併しているものは，それぞれの疾患特異性・血行動態を加味し，ペースメーカ植込み適応を決定しなければなりません。
- 表2に成人の先天性心構造異常を合併する患者のペースメーカ適応について，欧米の主要学会から出された expert consensus statement[3]を提示します。左相同心や修正大血管転位などの先天的に房室結節の伝導異常を合併し，成人期に高率に心不全を呈する疾患群は，特にその適応は慎重に検討されなければなりません。

(宮﨑　文)

表1　成人房室ブロックのペースメーカ植込みの適応 (文献1より引用)

Class I
1. 徐脈による明らかな臨床症状を有する第Ⅱ度，高度または第Ⅲ度房室ブロック
2. 高度または第Ⅲ度房室ブロックで以下のいずれかを伴う場合
   (1) 投与不可欠な薬剤によるもの
   (2) 改善の予測が不可能な術後房室ブロック

Class Ⅱa
1. 症状のない持続性の第Ⅲ度房室ブロック
2. 症状のない第Ⅱ度または高度房室ブロックで，以下のいずれかを伴う場合
   (1) ブロックの部位がHis束内またはHis束下のもの
   (2) 徐脈による進行性の心拡大を伴うもの
   (3) 運動または硫酸アトロピン負荷で伝導が不変もしくは悪化するもの
3. 徐脈によると思われる症状があり，ほかに原因のない第Ⅰ度房室ブロックで，ブロック部位がHis束内またはHis束下のもの

Class Ⅱb
1. 至適房室間隔設定により血行動態の改善が期待できる心不全を伴う第Ⅰ度房室ブロック

表2　成人先天性心疾患患者（心内構造異常合併）のペースメーカ植込みの適応
（文献3より引用）

class I	①一次性または薬剤による二次性洞性徐脈を呈する症候性洞機能不全。心室ペーシングは最小限とすることが推奨される ②ブロックの程度によらず，症候性，または徐脈によると思われる心室頻拍を合併する房室ブロック ③wide QRSを呈する補充調律や複雑な心室期外収縮，心室機能不全を合併する先天性完全房室ブロック ④回復の見込みのない術後の高度房室ブロックまたは完全房室ブロック
class Ⅱa	①洞性徐脈や房室同期不全により血行動態が悪化していると判断する場合 ②洞性徐脈または接合部性徐脈があり，再発性の心房内回帰性頻拍を予防する場合。心房抗頻拍ペーシングつきのデバイスが推奨される ③先天性完全房室ブロックで，日中の安静時平均心拍数が50拍/分未満 ④洞性徐脈または接合部性徐脈を有する重度複雑先天性心疾患で覚醒安静時心拍数が40拍/分未満あるいは3秒以上の心室停止を伴う場合。心房内回帰性頻拍発症の可能性が高いと考える解剖学的な基質がある場合には心房抗頻拍ペーシングつきのデバイスを考慮する
class Ⅱb	①洞性徐脈または接合部性徐脈を有する中等度複雑先天性心疾患で覚醒安静時心拍数が40拍/分未満あるいは3秒以上の心室停止を伴う場合。心房内回帰性頻拍発症の可能性が高いと考える解剖学的な基質がある場合には心房抗頻拍ペーシングつきのデバイスを考慮する ②術後一過性の完全房室ブロックから2枝ブロックに回復し，2枝ブロックが残存している場合
class Ⅲ	①第Ⅰ度房室ブロックの有無にかかわらず，術後一過性完全房室ブロックの既往のない無症候性2枝ブロック ②心内シャント残存例の心内膜リード。血行動態をもとにしたリスク評価や，抗凝固療法の併用，心内膜リード留置前の心内シャント閉鎖，ほかのリードアプローチ方法などを症例に応じて考慮されるべき

文献

1) 循環器病の診断と治療に関するガイドライン（2010年合同研究班報告）：不整脈の非薬物治療ガイドライン（2011年改訂版）.
http://www.j-circ.or.jp/guideline/pdf/JCS2011_okumura_h.pdf
2) Michaëlsson M, Jonzon A, Riesenfeld T: Isolated congenital complete atrioventricular block in adult life. A prospective study. Circulation 92: 442-449, 1995.
3) Khairy P, Van Hare GF, Balaji S, et al: PACES/HRS Expert Consensus Statement on the Recognition and Management of Arrhythmias in Adult Congenital Heart Disease: developed in partnership between the Pediatric and Congenital Electrophysiology Society (PACES) and the Heart Rhythm Society (HRS). Endorsed by the governing bodies of PACES, HRS, the American College of Cardiology (ACC), the American Heart Association (AHA), the European Heart Rhythm Association (EHRA), the Canadian Heart Rhythm Society (CHRS), and the International Society for Adult Congenital Heart Disease (ISACHD). Heart Rhythm 11: e102-165, 2014.

先天性ブロックのペースメーカ適応は，先天性心構造異常を合併するか否かで異なります。先天性心構造異常の合併のない場合は，成人房室ブロックの適応に準じますが，成人期に失神や突然死の報告があり注意が必要です。

I 今さら聞けないペースメーカの適応・基本設定・必須用語

Question 25 何歳の子どもから経静脈リードは使用できますか？小児症例の手術の注意点を教えてください

小児症例の報告

- 正常心構造の場合，体重15kgもあれば6Frのペースメーカリードを入れることは可能と考えられています[1]。日本人の場合はおよそ4歳前後で50％タイル値が15kgくらいです。
- また，5Frのルーメンレス電極リードであれば，より小さい小児においても植込みが可能との報告があります[2]。しかし3歳以上で経静脈システムを使用した場合，平均6年の観察期間で約1/4の症例で静脈の狭窄や閉塞がみられたとの報告もあります[3]。
- 小児の場合はペースメーカを使用する期間がきわめて長く，何十年と使用し続けることとなります。したがって，初回心筋リードで植込みがなされている場合には，極力そのリードを使っていき，どうしても再開胸による再縫着が必要となった時点で可能ならば経静脈システムの使用を考慮することになります。
- また，初回植込みの段階で十分に体格がある場合，最初から経静脈システムの植込みも考慮されます。現段階では，筆者らは10歳以上であれば初回から経静脈を考慮しています。

小児症例の手術の注意点

- 心筋リードを用いたペースメーカ植込みは，通常心臓血管外科医によって行われます。
- ステロイド溶出電極が主に用いられますが，心外膜面のペーシング閾値が高かったりセンシングできない場合には，screw-inリードを用いる場合もあります。
- 心室ペーシング部位は，極力左室心尖部付近に置くべきです。また，心囊

81

内のリードによる心絞扼には十分留意しなければなりません。
- 経静脈リードの場合，将来の身長を予測し，身長の伸びのおよそ１割程度の余裕が必要[4]とされ，主に心房内αループで置きます(図1，2)。
- 小児の場合は全身麻酔で行われるため，筋弛緩のため横隔神経刺激の有無が確認できないことがあります。特に，心筋リードの場合に問題になることがあります。

(芳本　潤)

図1　初回植込み時４歳，体重14.3kg，身長101cm(文献5より引用)
心房内にαループを形成しAAIペースメーカ植込み。

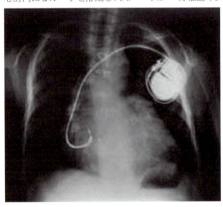
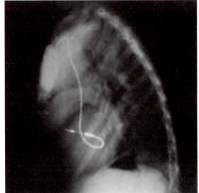

図2　植込み後72カ月，体重21.4kg，身長125.3cm(文献5より引用)
ループはやや引き延ばされ，上大静脈から無名静脈，鎖骨下静脈にかけてリードが引っ張られている。

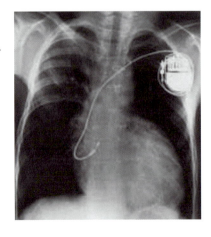

文献

1) Ellenbogen KA, Wilkoff BL, Kay GN, et al: Clinical Cardiac Pacing, Defibrillation, and Resynchronization Therapy (4th, ed). Saunders, Philadelphia, 2011, p402.
2) Kammeraad JA, Rosenthal E, Bostock J, et al: Endocardial pacemaker implantation in infants weighing < or = 10 kilograms. Pacing Clin Electrophysiol 27: 1466-1474, 2004.
3) Bar-Cohen Y, Berul CI, Alexander ME, et al: Age, size, and lead factors alone do not predict venous obstruction in children and young adults with transvenous lead systems. J Cardiovasc Electrophysiol 17: 754-759, 2006.
4) O'Sullivan JJ, Jameson S, Gold RG, Wren C: Endocardial pacemakers in children: lead length and allowance for growth. Pacing Clin Electrophysiol 16: 267-271, 1993.
5) 中本 進, 佐賀俊彦, 谷平由布子：小児に対する経静脈的ペースメーカーの植え込み. 日本小児循環器学会雑誌 18: 21-28, 2002.

①小児の経静脈システムの使用は，長いライフスパンとそれに伴う成長・発達を加味して考慮しなければなりません。
②小児の植込み術は，全身麻酔下手術であることや成長を見越したリードの余裕といった，成人とは異なる点があることに留意しなければなりません。

Question 26 今さら聞けないペースメーカの適応・基本設定・必須用語

妊婦のペースメーカを依頼されました。透視の問題はどうしたらよいでしょうか？

- 放射線の胎児への影響は，線量と被ばく時の妊娠週数に依存します。線量にかかわらず，可能な範囲で，器官形成期は避けたほうがよいです。
- 胎児被ばく線量が50mGy未満では，小児がん以外の放射線の影響はないとされます。小児がんの発症リスクは，自然発生率が0.3%であるのに対し，10mGyで0.4%，50mGyで0.6%に増加すると計算されています[1]。
- 100mGy未満では，被ばくによる胎児の発達遅滞，中枢神経系障害，先天異常のリスクの増大は，現在のところ認められておらず，妊娠中絶の正当な理由にならない，とされています。表1に，胎内被ばくによる胎児健康被害のリスクについて示します[2]。
- 妊娠中にペースメーカが適応となる症例は，それほど多くはありませんが，母体血行動態の破綻は，胎児循環の破綻に直結するため，必要に応じて植込み可能です。
- 一般に，胸部のように胎児から離れた部位の医学的に適応のある撮影または透視は，X線機器が適切に遮蔽され，X線ビームが絞られていれば，妊娠中安全に実施することが可能とされています。
- ペースメーカ挿入時の透視から患者が受ける被ばく量は冠動脈造影の1/4程度との報告があり，おそらく数mGyと考えられます[3]。妊婦の心臓カテーテル検査・治療における胎児の被ばく量は，母体被ばく量の1/5程度であり（表2）[4]，ペースメーカ挿入による胎児被ばく量は，安全域を超えないと推測されます。
- それでも，できるだけ胎児被ばく量を減らすために，透視時間の短縮はいうまでもなく，照射野の制限，フィルターの使用，腹部遮蔽などが推奨されます（遮蔽による被ばく量の低下は，それほど大きくないとの報告もあります）。
- また，妊娠中期以降，仰臥位や右側臥位では増大子宮に下大静脈が圧排され，静脈還流量が減少し，血圧低下をきたすことがあります（仰臥位低血圧症候群）。挿入時には，血圧をモニタリングし，挿入時間を短くする，必要に応

じて体位変換をする，などの配慮が必要です。　　　　　　　　　（神谷千津子）

表1　胎内被ばくによる胎児健康被害のリスク

	胚発生 (〜2週)	器官形成 (2〜7週)	胎児期 (8〜15週)	胎児期 (16〜25週)	胎児期 (26〜38週)
<50mGy	・発がん以外の健康被害リスクを認めない ・小児がんの発症率が増加するとの報告あり（>10mGy）				
50〜500mGy	・着床率はやや低下 ・発がん以外の健康被害リスクを認めない	・大きな先天異常の発生率がわずかに増加 ・発達障害の可能性あり	・発達障害の可能性あり ・IQ低下や知的障害の発生あり	・発がん以外の健康被害リスクを認めない	
	小児がんの発症率が増加．成人がんの発症率はほぼ変わらない				

表2　循環器診療における母体と胎児の推定放射線被ばく量

	胎児被ばく量	母体被ばく量
胸部X線（2方向）	<0.01mGy	0.1mGy
胸部CT	0.3mGy	7mGy
冠動脈造影	1.5mGy	7mGy
冠動脈インターベンション/アブレーション	3mGy	15mGy

文献

1) 日本アイソトープ協会：ICRP Publication 84　妊娠と医療放射線．日本アイソトープ協会，東京，2002．
2) CDC: Radiation and Pregnancy: A Fact Sheet for Clinicians.
http://www.bt.cdc.gov/radiation/prenatalphysician.asp
3) Pantos I, Patatoukas G, Katritsis DG, Efstathopoulos E: Patient radiation doses in interventional cardiology procedures. Curr Cardiol Rev 5: 1-11, 2009.
4) European Society of Gynecology (ESG); Association for European Paediatric Cardiology (AEPC); German Society for Gender Medicine (DGesGM), et al: ESC Guidelines on the management of cardiovascular diseases during pregnancy: the Task Force on the Management of Cardiovascular Diseases during Pregnancy of the European Society of Cardiology (ESC). Eur Heart J 32: 3147-3197, 2011.

胎盤血流は，母体血圧に依存しています．胎盤は妊娠16週ごろに完成し，児の発育とともに重量・血流量が増加します．手術など侵襲的手技を妊娠母体に行う場合，胎盤完成後でかつ血流がそれほど増加していない妊娠中期が，母児にとって最も安全と考えられています．

I 今さら聞けないペースメーカの適応・基本設定・必須用語

Question 27 透析患者です。シャントと同側にペースメーカの植込みは可能でしょうか？

- ペースメーカや植込み型除細動器（implantable cardioverter defibrillator；ICD）の経静脈的植込みに伴い，血管合併症（血栓症，血管閉塞，上大静脈症候群など）の発生する割合は30～64%[1-3]と報告されています。
- 多くの報告において，静脈合併症のほとんどは側副血行路の発達により明らかな自覚症状に乏しく，数カ月後に画像診断で初めて確認されることが指摘されています。
- Da Costaら[1]はペースメーカ初回植込み後から6カ月後に臨床症状（ペースメーカと同側の上肢浮腫，肺塞栓など）を呈したのは5.2%のみであったのに対し，digital subtraction venographyでは静脈閉塞または血栓症が64%に確認されたと報告しています。この結果から，自覚症状に乏しくともペースメーカやICDといったデバイス植込み後には中心静脈の閉塞や血栓症の生じるリスクが潜在的に高いことを常に念頭に置かなければなりません。
- 透析患者の場合には，シャントにより通常よりも多量の血液が静脈側に流入するため静脈圧が上昇し，また血管の石灰化も透析期間が長くなるほど頻度が高くなっていきます。
- 植込み前にすでにシャントが作成され透析が実施されている場合には，同側へのリードの挿入により静脈の狭窄や閉塞のリスクがさらに増加することになり，症状発現時にはより重症化することが予測されます。よって，あらかじめシャントが作成されている場合にはシャントと同側へのリードの挿入は回避することが望ましいといえます。
- 一方，なんらかの回避できない理由（図1）によりシャントと同側へのペースメーカポケット作成やリード挿入が免れない場合には，植込み時の出血リスク，リードの挿入方法や部位（鎖骨下静脈への穿刺法よりも橈側皮静脈からのcut down法のほうがより合併症が少ないとの報告もあります）を検討すること，皮下トンネルの作成や将来的な血管狭窄や閉塞に対しての複

数回の経皮的血管形成術(percutaneous transluminal angioplasty；PTA)が必要となる可能性のあることなど，十分なインフォームドコンセントが必要となります．既存のリードがシャント対側に存在し，リードを追加する必要があるのに静脈が閉塞してしまっている場合には，リード抜去を検討する必要があります．

（佐々木真吾）

図1　80歳代，女性，完全房室ブロック

慢性腎不全にて維持透析を施行中．内シャントが左側に造設されている．経過中に肺がんを発症(S6領域)し放射線治療がなされ，放射線性肺障害が確認される．今後も肺がんに対する治療が予測されることから，シャント側である左側にポケットを作成し，右側からリード挿入を行い，皮下トンネル(↓)を作成した．

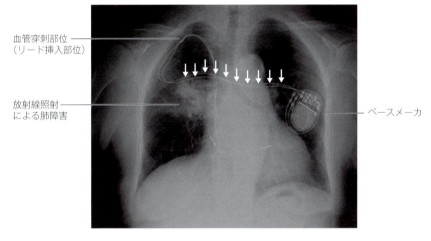

文献

1) Da Costa SS, Scalabrini Neto A, Costa R, et al: Incidence and risks factors of upper extremity deep vein lesions after permanent transvenous pacemaker implant: a 6-month follow-up prospective study. Pacing Clin Electrophysiol 25: 1301, 2002.
2) Spittell PC, Hayes DL: Venous complication after insertion of a transvenous PM. Mayo Clin Proc 67: 258, 1992.
3) Sharma S, Kaul U, Rajani M: Digital substraction venography for assessment of deep venous thrombosis in the arms following PM implantation. Int J Cardiol 23: 135, 1989.

①シャントと同側への植込みは可能な限り回避することが望ましいです．
②シャントと同側への植込みをせざるをえない場合には，将来的な合併症リスクについて十分なインフォームドコンセントを行うことが重要です．

I 今さら聞けないペースメーカの適応・基本設定・必須用語

Question 28 テンポラリーペースメーカが必要なタイミングがわかりません

●テンポラリーペースメーカ治療は，急性発症したAdams-Stokes発作や心不全症状を伴う徐脈性不整脈，一部の頻脈性不整脈に対して行います。恒久型のペースメーカと違い，その適応がガイドラインにほとんど明示されておらず，留置すべきか判断に悩む場合もあります。症状が頻発し，遷延する場合には迷わず行うべきです。

対象となる不整脈

徐脈性不整脈

●めまいや失神，心不全症状を伴う房室ブロックや洞不全症候群，一過性の原因（急性下壁心筋梗塞，心臓手術後，薬剤，高カリウム血症などの電解質異常，永久留置型ペースメーカリード不全など）による徐脈性不整脈が対象です。

●無症候性の洞停止（3秒以下）や，房室ブロックでも，心拍数40/分程度の安定した補充調律で正常QRS波形（120msec以下）ならば厳重に心電図モニター管理をしながら，ペーシングを行わず経過観察できる症例もあります。

頻脈性不整脈

●QT延長症候群や器質的心疾患に合併するtorsades de pointes(TdP)型心室頻拍が対象です。ペーシングにより心拍数を増加させてTdPのきっかけとなる撃発活動を抑制します（推奨ペーシングレートは70/分以上[1]）。

挿入部位

●穿刺部位には内頸静脈，鎖骨下静脈，大腿静脈があげられますが，感染，血気胸のリスクが少ない右内頸静脈が第一選択です。カテーテル感染予防

の点から大腿静脈は望ましくありません。テンポラリーペーシングの後，そのまま恒久型ペースメーカか除細動器の植込みが考慮されるなら，鎖骨下静脈(特に左側)を選択しないほうが得策です。
- なお，ペーシングカテーテル固定の際に挿入に用いたシースは体外に引き抜き，ペーシングカテーテルと皮膚を直接固定すると挿入部の違和感とカテーテル感染を軽減，予防できます(図1)。

ペーシング部位

- 安定したペーシングと固定性が得られる右室心尖部に挿入します(図2)。心穿孔を防止するため，カテーテル先端がX線透視上，右前斜位で心陰影の辺縁に至らないよう心がけます。右室ペーシングで血行動態が悪化してしまう低心機能症例では，房室伝導が保たれているなら冠静脈洞遠位に電極カテーテルを挿入して心房ペーシングを行う場合もあります。リード位置とペーシング閾値の安定性に問題があり適応となる症例は限られます(図3)。右心耳に留置するためのJ型のテンポラリーリードも市販されていますので，症例によって使い分けるとよいと思います。

(坪井一平)

図1 シースは体外に
a：シースが入ったままで挿入部の違和感と感染が懸念される。
b：シースを体外に抜去して固定すれば挿入部違和感と感染リスクが軽減できる。

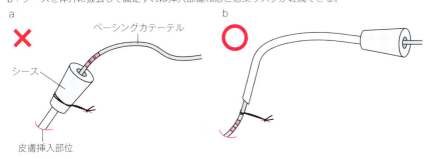

図2 右室ペーシング

a：右前斜位

b：左前斜位

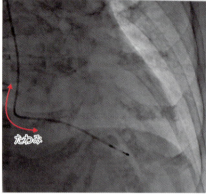
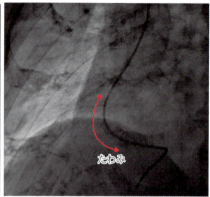

図3 冠静脈洞遠位に電極カテーテルを挿入した心房ペーシング

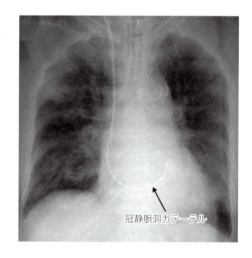

冠静脈洞カテーテル

文献

1) Viskin S: Cardiac pacing in the long QT syndrome: review of available data and practical recommendations. J Cardiovasc Electrophysiol 11: 593-600, 2000.

① 症状の頻度が多くも少なくもない場合でも，迷うようなら速やかに治療を行うべきです。
② リードの位置移動やペーシング閾値の悪化を防ぐため，たわみをつけておくことが有用です。

今さら聞けないペースメーカ手技

II 今さら聞けないペースメーカ手技

Question 29 手術はカテーテル室でも行えますか？

- ペースメーカ植込み手術は清潔操作であり，当初心臓外科の先生方により手術室で行われてきました。
- 近年，高齢化によるデバイス植込み患者の増加，中隔ペーシングや心臓再同期療法（cardiac resynchronization therapy；CRT）などの手技の複雑化，植込み型除細動器（implantable cardioverter defibrillator；ICD）などの適応を含め，心臓外科から循環器内科へ移行してきた施設も多いです。
- カテーテル室で行っても安全性，手技成功率，合併症に差がないという報告[1-3]が多く，当院でも1996年からカテーテル室でのデバイス植込みを行っています。
- 表1にカテーテル室と手術室の長所短所をあげてみました。
- 手術環境で手術室とカテーテル室で大きく異なるのは清潔度と透視装置の問題でしょう。前者はデバイス感染の問題につながり，後者は両室ペーシングなどの手技に関係すると思われます。透視装置はカテーテル室のほうが圧倒的に精度に勝るため，リード操作，被ばく量の低減につながりますが，近年のハイブリッド手術室であれば遜色ないでしょう。
- 感染率の報告はさまざまですが，米国では増加傾向（図1）と新規植込みに比べて電池交換時は高い（0.9〜4.0％）ことが報告されています（表2）。
- 当院では，2008年末に清潔度の観点からカテーテル室の改装を行い，陽圧換気，高性能微粒子除去（high efficiency particulate air；HEPA）フィルター，埃がたまらないような埋込み照明設備，空調，入室人数（術者，看護師，臨床工学技士の3名のみ）の制限，術者の制限（不整脈グループのみ），手技の制限（不整脈手技のみ），手技の短縮化（40〜60分）を行ってきました。
- 2008年から感染対策を徹底し，感染症例は減る傾向にありましたが，この数年増えつつあり注意しています。環境要因をすべて整えたとしても患者の要因（免疫不全状態，担がん患者，透析患者，血液疾患など）も感染成立の大きな要素であるため，0％にするのは非常に困難ですが，デバイス感染

はシステム抜去後も予後不良の疾患の一つ[9]であり，カテーテル室でやるからには手技/環境的な問題はできるだけ避けなければなりません。
- 当院でのペースメーカ感染率の推移を最後に示します(**図2**)。カテーテル室でペースメーカを植込んでいる地域の一臨床病院の実態として参考になれば幸いです。

(岡本陽地)

表1　カテーテル室と手術室の長所短所

	手術室	カテーテル室
清潔度	◎	○
透視	○	◎

図1　米国におけるデバイス感染率の推移 (文献4より引用)

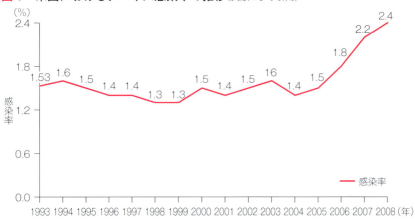

表2　感染率に関する報告

	REPLACE	Canadian1	Canadian2	Indiana
研究者	Poole, et al[5]	Gould, et al[6]	Gould, et al[7]	Costea, et al[8]
試験タイプ	前向き，ペースメーカ＋ICD	後向き，ICD	後向き，ICD	後向き，ICD＋ペースメーカ
n	1,031	533	451	222
感染率(%)	1.3	3.4	4.0	0.9

図2　当院でのペースメーカ感染率の推移

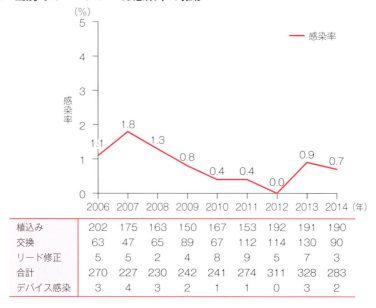

	2006	2007	2008	2009	2010	2011	2012	2013	2014
植込み	202	175	163	150	167	153	192	191	190
交換	63	47	65	89	67	112	114	130	90
リード修正	5	5	2	4	8	9	5	7	3
合計	270	227	230	242	241	274	311	328	283
デバイス感染	3	4	3	2	1	1	0	3	2

文献

1) Strickberger SA, Niebauer M, Man KC, et al: Comparison of implantation of nonthoracotomy defibrillators in the operating room versus the electrophysiology laboratory. Am J Cardiol 75: 255-257, 1995.
2) Yamamura KH, Kloosterman EM, Alba J, et al: Analysis of charges and complications of permanent pacemaker implantation in the cardiac catheterization laboratory versus the operating room. Pacing Clin Electrophysiol 22: 1820-1824, 1999.
3) Molin F, Pagé P, Daoust L: Implantation of permanent pacemakers in the electrophysiology laboratory: what it has changed in a general teaching hospital. Can J Cardiol 16: 871-875, 2000.
4) Greenspon AJ, Patel JD, Lau E, et al: 16-year trends in the infection burden for pacemakers and implantable cardioverter-defibrillators in the United States 1993 to 2008. J Am Coll Cardiol 58: 1001-1006, 2011.
5) Poole JE, Gleva MJ, Mela T, et al: Complication rates associated with pacemaker or implantable cardioverter-defibrillator generator replacements and upgrade procedures: results from the REPLACE registry. Circulation 122: 1553-1561, 2010.
6) Gould PA, Krahn AD; Canadian Heart Rhythm Society Working Group on Device Advisories: Complications associated with implantable cardioverter-defibrillator replacement in response to device advisories. JAMA 295: 1907-1911, 2006.
7) Gould PA, Gula LJ, Champagne J, et al: Outcome of advisory implantable cardioverter-defibrillator replacement: one-year follow-up. Heart Rhythm 5: 1675-1681, 2008.
8) Costea A, Rardon DP, Padanilam BJ, et al: Complications associated with generator replacement in response to device advisories. J Cardiovasc Electrophysiol 19: 266-269, 2008.
9) Maytin M, Jones SO, Epstein LM: Long-term mortality after transvenous lead extraction. Circ Arrhythm Electrophysiol 5: 252-257, 2012.

デバイス手術は手術室からカテーテル室へ移行しつつあり，現在はしっかりと感染対策を行っていればカテーテル室でも行うことが可能です．

Question 30 screw-inリードとtinedリードの使い分けはどうしていますか？

- 現在では，心房リード，心室リードともにscrew-in（スクリューイン）リードとtined（タインド）リードの2種類のリードが使われています（図1）。
- 両者の使い分けに関しては，特に決まりがあるわけではなく，術者の好みが反映されやすいと思われますが，それぞれのリードの特徴を十分理解したうえで症例によって使い分けられるようにしましょう。
- 次にそれぞれのリードの特徴を示します。

図1 screw-inリードとtinedリード（日本メドトロニック社より提供）

a：screw-inリード

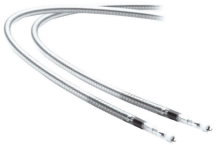

b：tinedリード

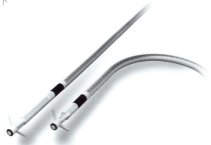

screw-inリード(active fixation lead)の特徴

長所
①リードの固定が確実である
②目標とする部位を狙って固定できる
③スクリューが格納できればリード抜去の際に有利である

短所
①穿孔の危険性
②横隔膜神経を刺激する可能性

tinedリード(passive fixation lead)の特徴

長所
● 穿孔や横隔膜刺激の危険性が低い

短所
● 留置部位の選択は困難である。通常,右心耳と心尖部に限られる

● 当院での使い分けの例を示します(**表1**)。まず心房リードに関してはtinedリードを第一選択とします。過去の報告[1]や自施設の経験から心房のscrew-inリードは穿孔のリスクが若干高いと考えられるためです。

表1 screw-inリードとtinedリードの使い分けの例

	screw-inリード	tinedリード
心房	・先天性心疾患や若年者 ・開心術後 ・心房中隔ペーシングの適応	◎
心室	◎	・高齢(80歳以上)の女性 ・痩せた小柄な患者

- 先天性心疾患，電気生理学的検査で右房内に低電位領域が広く認められる症例などでは，心房にもscrew-inリードを選択しています。また，若年者の場合も将来のリード抜去の可能性を考慮しscrew-inリードを選択することがあります。逆に心室リードに関しては，screw-inリードを第一選択にしています。透視上の右室心尖の最も先端を避けて留置すれば，心穿孔のリスクを低下させることができます。
- 特に，下壁梗塞や拡張型心筋症，不整脈原性右室心筋症などの器質的心疾患がある場合では，心尖部で良好なペーシング閾値や心内電位波高が取れず，心尖部以外に留置部位を求めることも少なくありません。
- 心室であっても80歳以上の高齢女性といった，穿孔のリスクがやや高まると考えられる症例[2,3]に関してはtinedリードを選択しています。
- 開心術の際に右心耳が閉鎖されている可能性があるため，心房tinedリードでは留置に難渋することがあり注意が必要です。

(木村義隆)

文献

1) Geyfman V, Storm RH, Lico SC, Oren JW: Cardiac tamponade as complication of active-fixation atrial lead perforations: proposed mechanism and management algorithm. Pacing Clin Electrophysiol 30: 498-501, 2007.
2) Mahapatra S, Bybee KA, Bunch J, et al: Incidence and predictors of perforation after permanent pacemaker placement. Heart Rhythm 2: 907-911, 2005.
3) Schwerg M, Stockburger M, Schulze C, et al: Clinical, anatomical, and technical risk factors for postoperative pacemaker or defibrillator lead perforation with particular focus on myocardial thickness. Pacing Clin Electrophysiol 37: 1291-1296, 2014.

安全に，確実にペースメーカ留置ができるよう，screw-inリードとtinedリードどちらにも習熟し，症例によって使い分けられるようにしたい。

II 今さら聞けないペースメーカ手技

Question 31

金属アレルギーの患者がいます。どうしたらよいでしょうか？

- ペースメーカなどの植込み型電子器機には，その外表面に金属やシリコンを含む各種のコーティング剤などが使用されています。これらに対してアレルギー反応を呈する患者がいます[1,2]。
- 金属が使用され，それが曝露しているのは，デバイス本体とリードの先端チップ付近(除細動リードの場合にはコイル部分も)です。植込み手術前に金属アレルギーが既知である場合には，植込み術後にこうした反応が起こり，最悪の場合デバイスを取り出さなくてはならなくなります。

◆ 術前診断・鑑別診断

- 詳細な問診により金属アレルギーが疑われた場合，診断に有用なのはパッチテストです。試料となる金属は，デバイスメーカーによってはキットとして用意されている場合もありますが，なければ本体見本などで代用し，皮膚科医と協力してパッチテストを行います。陽性所見(図1)が得られれば，対策を講じる必要があります。ただし，パッチテストはデバイス植込み後には診断的価値がないことが報告されています[3]。
- すでにデバイス植込み手術がなされていて，後からアレルギーを疑われる場合には，ポケット感染との鑑別が重要となりますが，はっきりと鑑別するのが難しい場合も往々にしてあります。

◆ 術中の対策

- 金属アレルギーが判明している(または判明した)場合には，デバイス本体と生体が接触しないようにする工夫が必要です。よく用いられるのは，植込み手術の際に本体をゴアテックス(Gore-Tex, ePTFE)シートで被覆する方法です(図2)。

● ゴアテックスは，血球成分は通過しませんが，体液（電解質）成分は通過するため，植込み型除細動器にも応用可能です．**図2**ではリードには被覆を

図1 パッチテストによる陽性所見
対象の試料（この場合はデバイス本体に使用される金属）の接触部位に発赤を認める．

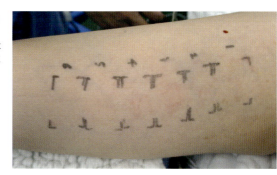

図2 ゴアテックスシートによる被覆袋の作成
a：ゴアテックス（ePTFE）シート2枚と非吸収糸を用いてデバイス本体がすっぽり入る袋を作成する．
b：デバイス本体を袋内に収納したところ（本体固定の糸をあらかじめかけておく）．リードは被覆されていない．
c：完全に被覆されるように袋に蓋をするように縫い合わせ，これを作成したポケット内へ挿入．

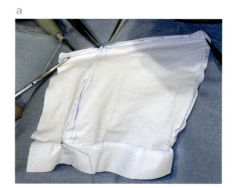

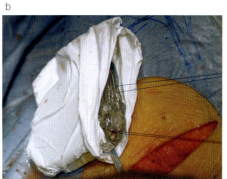

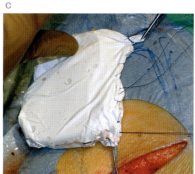

していませんが，リードの被覆材（シリコンなど）にアレルギーが認められる場合には，ゴアテックス性の人工血管にリードを通して被覆する[4]などの工夫も必要になります。

（今井克彦）

　ゴアテックスの袋を作成する際は，デバイス本体をシートの上に直接置いてデザインを決めるとわかりやすいです。

治療の豆知識　ポケット感染とデバイスアレルギーは鑑別が困難なことがありますが，アレルギー反応の場合には，感染に比べ発赤の中心点が不明瞭なことが多い[1]といわれます。

文献
1) Raja Y, Desai PV, Glennon PE: Pacemaker-mediated dermatitis. Europace 10: 1354, 2008.
2) Oprea ML, Schnöring H, Sachweh JS, et al: Allergy to pacemaker silicone compounds: recognition and surgical management. Ann Thorac Surg 87: 1275-1277, 2009.
3) Reed KB, Davis MD, Nakamura K, et al: Retrospective evaluation of patch testing before or after metal device implantation. Arch Dermatol 144: 999-1007, 2008.
4) Taguchi T, Maeba S, Sueda T: Prevention of pacemaker-associated contact dermatitis by polytetrafluoroethylene sheet and conduit coating of the pacemaker system. J Artif Organs 17: 285-287, 2014.

①診断は詳細な問診とパッチテストから。
②ゴアテックスシートによるデバイス本体の被覆が有効。
③術後に金属アレルギーに気づかれる際には，ポケット感染との鑑別が重要。

Question 32 今さら聞けないペースメーカ手技

先天性心疾患術後のペースメーカ植込みの注意点を教えてください

先天性心疾患およびその術後に関連した徐脈性不整脈

- 先天性心疾患の手術では，心房切開後遠隔期に洞機能不全をきたすことがあります。また，心室中隔欠損の閉鎖を伴う手術の後の房室ブロックも問題となりますが，近年は手術手技の向上とともに頻度は低下しています。
- 修正大血管転位においては，自然歴で年2％の頻度で房室ブロックを発症するといわれています[1]。

先天性心疾患およびその術後に関連した解剖学的問題

- 左上大静脈遺残は正常でも0.4％程度にみられるとされていますが，先天性心疾患の患者では2～4％ほどにみられるとされています。
- 近年の先天性心疾患修復術では，右心耳を切除することは通常なされないため，形態は保たれていることが多く心房リードの心耳への留置は問題ないことが多いです。一方，心房中隔欠損のパッチ閉鎖が行われている場合には，中隔への留置は困難です。
- 修正大血管転位に対する外科的治療のうち，中隔欠損のない症例やconventional repairとよばれる手術後では，経静脈的に心室へリードを挿入すると形態学的左室に至ります。通常，心筋は厚くスクリューインに問題となることは少ないです。
- 一方，Senning術やMustard術は心房レベルで血流転換を行うため，上大静脈から大きくカーブして心室に至ります。そして，Senning術では上大静脈からの経路が狭くなりやすく，リードの留置で閉塞することがあります。上大静脈ルートに対しステント留置を要することもあります。

（芳本　潤）

文献

1) Warnes CA: Transposition of the great arteries. Circulation 114: 2699-2709, 2006.
2) 中澤 誠：先天性心疾患．メジカルビュー社，東京，2014．
3) 安井久喬，角 秀秋，益田宗孝：先天性心疾患手術書．メジカルビュー社，東京，2003．

①術前に心血管造影CTで十分に現在の構造を把握します。
②当該患者に行われた手術の記録をすべて入手し，また小児循環器科医あるいは小児心臓血管外科医と討議を行い，植込みにあたっての注意点を症例ごとに把握します。
③チアノーゼの残る心疾患や，右左シャントの可能性のある疾患では，原則的に経静脈的植込みは禁忌です。したがって，心エコーやカテーテル検査などで血行動態を十分に把握します。

Question 33 乳がん術後の患者です。注意点を教えてください

- 乳がんに対する根治的手術では，通常，大胸筋および小胸筋の切除がなされており，同部位を利用したペースメーカ本体の植込みや経静脈的なリードの挿入が不可能な場合があります。また，乳がん自体の病状経過によっては，追加の手術や放射線治療などが必要となる可能性があり，大胸筋の温存がなされていても同側へのペースメーカ植込みは基本的に避けることが望ましいです。
- 腋下リンパ節郭清の影響でリンパ浮腫を発症する可能性があることからも，患側への植込みは原則避けることが望ましいです[1]。
- 乳がん手術が片側のみであれば，反対側を利用して通常のペースメーカ植込み手術が可能ですが，乳がん手術が両側であったり，なんらかの理由（透析用シャントがあるなど）で反対側が使用できない場合には，植込み方法や部位の検討が必要となります。

通常の植込み方法が不可能の場合の対処法

①開胸手術による心外膜リードの直接縫着および腹部などへの本体植込み

- ペースメーカの適応のある患者が開心術を受ける際に行われることのある方法であり，手技も確立されています。開胸術が必要となり，侵襲度が高くなりますが，心窩部小切開や側開胸など侵襲を小さくする工夫も可能です。通常の経静脈での植込みができない場合の最も確実な方法であり，心臓血管外科医と術式をよく相談することが重要です。

②内頸静脈もしくは鎖骨下静脈後壁穿刺による経静脈的リード挿入および鎖骨上窩もしくは広背筋上への本体植え込み

- これまでにわが国でも報告されている[2]，開胸の必要がない低侵襲な方法

です。ただし体格などにより，施行可能な症例かどうかは検討が必要です。鎖骨上窩[3]はスペースが狭いため，ペースメーカ本体はなるべく小さいものを選択すべきでしょう。

③胸郭外鎖骨下静脈穿刺による経静脈リード挿入および大胸筋下または腋窩への本体植込み[4]

● 大胸筋が温存されている場合には，通常部位に近い部分の静脈穿刺が可能な場合があります。この場合，大胸筋の下や腋窩への本体植込みが可能な場合があります。本体植込み部位が乳がん病側の近傍になるため，乳がん自体に対する治療方法も念頭に置いて適応を検討する必要があります。

● ①はもちろんのこと，②③であっても通常の植込み手技とは大きく異なるため，術者が循環器内科医であれば心臓血管外科医によるサポートを要すると思われます。②③は特殊な症例に有用ですが，リンパ浮腫発症の可能性が残るため，十分な説明と検討が必要です。 （小田　登）

文献

1) Rebegea L, Firescu D, Dumitru M, Anghel R: The incidence and risk factors for occurrence of arm lymphedema after treatment of breast cancer. Chirurgia (Bucur) 110: 33-37, 2015.
2) 山田研一，矢島俊巳，落 雅美，ほか：両側定型的乳房切除後にペースメーカー植込み術を施行した一例．不整脈 15: 534-536, 1999.
3) Hector AM , Maria CT: Brest cancer and pacemakers. Europace 16: 303-305, 2014.
4) 山内茂生，矢島俊巳，新田 隆，ほか：乳がん手術とペースメーカー植込み手術．心臓ペーシング 12: 42-45, 1996.

ペースメーカ植込み自体の適応，施行された乳がん手術の方法と今後の治療方針，ペースメーカ本体の大きさなどを検討し，植込み方法・部位を選択する必要があります。

Question 34 II 今さら聞けないペースメーカ手技

痛みに弱い患者です。局所麻酔はどのくらい使用して大丈夫でしょうか？

- 患者の痛みの訴えを聞いて局所麻酔薬を追加していったら，気がついたら患者が痙攣していた……。このようなぞっとするような経験はありませんか？
- 局所麻酔薬を直接皮膚切開部，手術周囲の皮膚，皮下組織，筋，骨膜，腹膜下などに浸潤するよう注射する局所麻酔法のことを，浸潤麻酔（infiltration anesthesia）といいます。浸潤麻酔に使用される局所麻酔薬を表1に示しました。

表1 浸潤麻酔に用いられる局所麻酔薬（一部抜粋）

一般名	商品名	種類・作用時間	用法・用量
塩酸リドカイン	キシロカイン®	0.5%，1%，2% 短時間作用型 （30～60分）	1回 10～200mg 基準最高用量： 1回 200mg
塩酸メピバカイン	カルボカイン®	0.5%，1%，2% 中等度時間作用型 （45～90分）	1回 10～400mg 基準最高用量： 1回 500mg
塩酸ロピバカイン（※）	アナペイン®	0.2%，0.75%製剤のみ 長時間作用型 （120～240分）	総投与量 175～375mg

※：平成24年3月16日付の厚生労働省保険局医療課長通知より保険請求可．

> **治療の豆知識**　局所麻酔薬の吸収遅延化，作用時間延長，出血軽減目的にて添加するエピネフリンの使用有効な濃度は20万倍希釈であり，これ以上濃い希釈は必要としません。

- 短時間型〜長時間作用型局所麻酔薬が使用可能となりました。十分に必要な局所麻酔薬投与量は，麻酔の必要な術野の面積，手術時間に依存しています。広範囲な場合には，基準最高用量を超えないように希釈して使用します。追加投与する場合は，長時間作用型の局所麻酔薬では，2時間経過しても濃度が下がらないという報告があります。慎重に追加投与しましょう。
- 局所麻酔薬の薬物動態には，年齢，肝機能，肝血流，心拍出量が関係してきます。高齢者，心不全の患者では，局所麻酔薬の効果が延長します。

局所麻酔中毒

- 局所麻酔薬を使用するときには，必ず局所麻酔薬中毒を念頭に置かないといけません。図1は，局所麻酔薬中毒症状と血中リドカイン濃度の関係を示しています。少量使用でも局所麻酔薬中毒は起こりうる合併症で，早期症状で治療できれば大事には至りません。しかし，局所麻酔薬中毒による不整脈，循環虚脱は蘇生困難であることは広く知られています。

図1　局所麻酔薬中毒の症状と濃度との関係

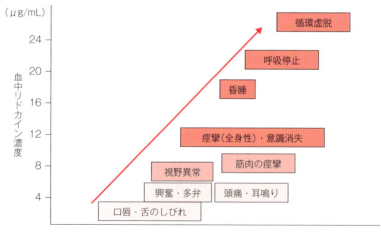

●図2は，局所麻酔薬中毒の治療のアルゴリズムを示しました。初期症状の口唇のしびれ，多弁を認めたら直ちに治療開始，麻酔科医を招集しましょう。

図2　局所麻酔薬中毒の治療(文献4より引用)

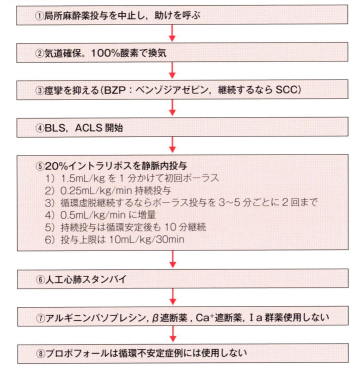

局所麻酔薬だけでは，不十分な場合

- 塩酸デクスメデトミジン（dexmedetomidine hydrochloride）を使用してみましょう。局所麻酔下における非挿管での手術および処置時の鎮静に併用できます。デクスメデトミジンには，抗不安作用，催眠作用があり，呼吸抑制作用は弱く，また弱い鎮痛作用も兼ね備えています。しかしながら個人差も大きく，副作用として，低血圧，徐脈，冠動脈攣縮などあげられます。もちろん，モニター下での使用が最低条件です。
- 投与方法として，初期負荷投与は行わず，持続維持投与で0.2～0.7μg/kg/hrを目安に，特に高齢者には低用量のスタートからお薦めいたします。

（三宅絵里）

文献

1) 寺井岳三，浅田　章，西川精宣：第12章　局所麻酔法．麻酔科学スタンダード　I臨床総論（小川節郎，新宮　興，武田純三，西野　卓，編）．克誠堂出版，2010, p194-210.
2) 日本麻酔科学会：麻酔薬および麻酔関連薬使用ガイドライン 第3版　I 催眠鎮静薬．
http://www.anesth.or.jp/guide/pdf/publication4-1_20150313.pdf
3) 日本麻酔科学会：麻酔薬および麻酔関連薬使用ガイドライン 第3版　V 局所麻酔薬．
http://www.anesth.or.jp/guide/pdf/publication4-5_20150313.pdf
4) Neal JM, Bernards CM, Butterworth JF 4th, et al: ASRA practice advisory on local anesthetic systemic toxicity. Reg Anesth Pain Med 35: 152-161, 2010.

①局所麻酔薬の基準最高用量を超えないように使用しましょう。
②局所麻酔薬中毒の初期症状，口唇・舌のしびれを訴えたり，急に興奮してしゃべりだしたり，という患者のサインを見落とさないように。
③局所麻酔使用時，術中に困ったことがあれば，早めに麻酔科医に相談しましょう。

II 今さら聞けないペースメーカ手技

Question 35 抗凝固薬を飲んでいる患者にはどう対応していますか？

- 創部の大きさのみから判断すると，デバイス植込み術は小手術に該当しますが，①血腫により創部離開やポケットの壊死が生じる可能性があること，②血腫そのものがポケット感染の要因になりうること，③感染すればシステムの全抜去が必要になるなど単なる小手術とは異なる面があります。また，心タンポナーデなどの致死的な合併症も1％未満ではありますが報告されるため，低侵襲とはいいがたい側面もあります。
- 一方，周術期にワルファリンによる抗凝固療法を中止した場合は，血腫形成のリスクは低下するかもしれませんが，その際に塞栓症が発生するリスクは約1％程度と報告されています。したがって，抜歯や眼科などの低侵襲の手技では抗凝固療法継続での手術が推奨（クラスⅡa）されています。

ガイドラインに準じた対応

- わが国のガイドライン[1]では，出血時の対応が容易なペースメーカ植込みを含む小手術では凝固療法の内服を継続して行う（レベルC）とされています。ただし出血が起こった場合に対処が困難な体表の小手術では，大手術に準じた対処を行い，大手術の場合は抗凝固療法を中止し，必要に応じてヘパリン投与による橋渡し（ヘパリンブリッジ，ヘパリン置換）を開始するとも記載されています。
- 一方，欧州の新規抗凝固薬に関するpractical guide[2]では，ペースメーカ・植込み型除細動器（implantable cardioverter defibrillator；ICD）植込みは，抗凝固療法の中止が不要なsuperficial surgeryには分類されず，術前24時間の新規抗凝固薬の中止が必要なlow bleeding riskの手技に分類されています。

トピックを踏まえて(表1)

- デバイス植込み時に抗凝固薬を中止しヘパリンでブリッジすると、ペースメーカポケット内の血腫などの出血性合併症例が増加することが報告され、内服したままの手術での安全性が報告されています。
- どうしてもヘパリンブリッジをしたい場合は、経口抗凝固薬の効果が残っている段階で手術をしないことや、ヘパリンの用量管理を厳しくするなどの注意が必要です。

臨床に即した対応(図1,2)

- デバイス手術全般において、抗凝固療法継続下での手術を施行したほうがよいのかどうかはcontroversialであり、術者の経験数や出血リスク・塞栓リスクなどが考慮されるべきなのではないかと考えます。例えば、発作性心房細動の症例で発作頻度がまれであれば、入院中はモニターで長時間の心房細動の出現がないことを確認しておけば抗凝固療法を中止しても塞栓のリスクは高くならないと考えられます。

表1 周術期の抗凝固療法に関するトライアル

ワルファリン継続での手術について	
Int J Cardiol 168: 3679-3682, 2013	デバイス手術 ワルファリン継続群 vs. 中止群(2日) 血腫形成率は6%前後で有意差なし 中止群で1%に塞栓発生
ヘパリン置換について	
N Engl J Med 368: 2084-2093, 2013	デバイス手術 ワルファリン継続群 vs. ヘパリン置換群 ヘパリン置換群は血腫形成率16%で継続群より有意に多い
Circulation 131: 488-494, 2015	カテーテル手術やデバイス手術など ヘパリン置換群(低分子ヘパリン使用73%)では非置換群に比べて3.84倍出血イベントが増加
Thromb Haemost 113: 625-632, 2015	RE-LY試験のサブ解析 デバイス手術を含む侵襲的手術でダビガトラン継続 vs. ヘパリン置換では大出血はヘパリン置換群で有意に増加、塞栓発生は変わらない

図1　ワルファリンの場合
※1：頻度が少ないPAFなど。
※2：CHADS₂スコアが高い心房細動症例。持続性心房細動，機械弁など。

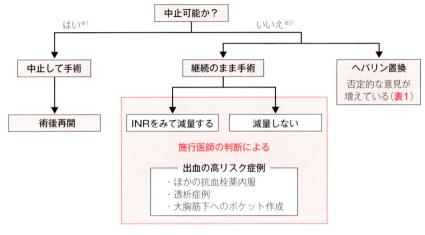

図2　新規抗凝固薬の場合
※1：頻度が少ない発作性心房細動など。
※2：CHADS₂スコアが高い心房細動症例，持続性心房細動。

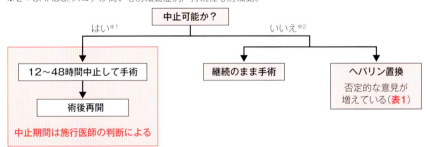

- 術中は，不必要に創部・ポケットを深く大きくすることは避け，大胸筋や大胸筋を貫く穿通枝や穿通枝から体表に分布する血管（図3）や大胸筋を傷つけないようにすること，止血に十分に時間をかけることが重要です。
- 術後，数時間は一次止血が生じる大事な期間なので安静を促す必要があります。創部の圧迫の有効性に関しては賛否あり，一定の見解はありません。

●血腫に対する再手術は感染のリスクが高いため，ポケットの緊満により創部が離開しそうな場合を除いて非侵襲的に経過をみます。血腫形成時に抗凝固療法を中止するかどうかは大変悩ましい問題であり，個々の対応が必要です。

（安岡良文）

図3 動脈の分布からみた適切な植込み部位
①，③の部位からは大胸筋の筋体を貫く穿通枝が体表面まで分布している。②は大胸筋の筋体内のみの存在する。

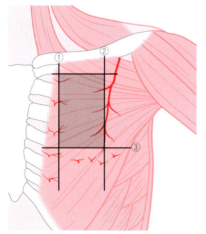

①内胸動脈穿通枝より内側
②胸肩峰動脈胸筋枝より内側
③第四肋間より上方

文献
1) 循環器病の診断と治療に関するガイドライン（2012年度合同研究班報告）：心房細動治療（薬物）ガイドライン（2013年改訂版）．
  http://www.j-circ.or.jp/guideline/pdf/JCS2013_inoue_h.pdf
2) Heidbuchel H, Verhamme P, Alings M, et al: European Heart Rhythm Association Practical Guide on the use of new oral anticoagulants in patients with non-valvular atrial fibrillation. Europace 15: 625-651, 2013.

①術前の準備：血腫，塞栓のリスクをしっかり説明し，塞栓のリスクが少ない症例では抗凝固薬を中止する。
②手術時の対応：侵襲をなるべく少なくして止血をしっかりとする。
③トピックス：ヘパリンへの置換は否定的な意見が多い。

Question 36 抗血小板薬を中止できない患者がいます。注意点はありますか？

II 今さら聞けないペースメーカ手技

● 日本のガイドラインでは，抗血小板薬を継続した手術が推奨されています[1]。しかし，「2剤併用抗血小板療法(dual antiplatelet therapy；DAPT)患者の管理はどうするか」など細かい管理に関しては示されていません。実臨床では抗血小板薬を中止している施設が多いかと思われます。ここでは，抗血小板薬を内服している患者の対処法を，当院の経験を踏まえて示します。

術前の注意点

● ヨーロッパで推奨されている管理が参考になります(図1)[2]。電池交換術などは低出血リスクのため，薬剤継続が推奨です。ほかの手術に関しては，出血と塞栓リスクに関するエビデンスが考慮され，対応が定められています。アスピリンは中止する必要はありませんが，クロピドグレルはアスピリンより出血しやすいため注意します。ステント留置慢性期でクロピドグレルの中止が可能な症例では，クロピドグレルのみ5日中止した後に手術を行うことを考慮します。

● DAPTと抗凝固療法の3剤併用患者は，少ないデータのため推奨される管理法はありません。当院では，ステント留置急性期(30日以内)は3剤継続，慢性期はクロピドグレル中止で2剤継続，としています。なお，ヘパリン置換に関しては，推奨する意見もありますが，高い出血リスクが報告されていますので，お勧めできません。

術中の注意点

● 止血を丁寧に行うことに尽きます。当院では電気メスを，ジェネレータ，リードのピン，スタイレットにメスの先端が触れないように注意しつつ，積極

的に使用しています。
- 持続する出血には，トロンビン末や可吸収性止血薬などを使用する方法もあります。ポケット奥からの出血には，ヘッドライトが出血部同定に役立つため，当院ではヘッドライト使用を推奨しています。

術後の注意点

- 抗血小板薬内服患者に限りませんが，血腫の予防と対応を行います。予防に関して，当院では，沈子（ガーゼで作成）を置いた上に，伸縮性のある固定用テープ剤による軽めの圧迫固定を行い，その上から砂嚢（1kg程度）を乗せて2時間は安静を保つようにしています。その後は安静度を病棟フリーとし，テープ固定は2日で解除しています。
- 対応に関しては，再手術が必要かの見極めが重要です。当院では，血腫の緊満により，痛みが増強するときや，創部が離開してくるときは，血腫除去および止血術を施行します。

（石橋耕平）

図1　ヨーロッパでの推奨管理（文献2より引用）

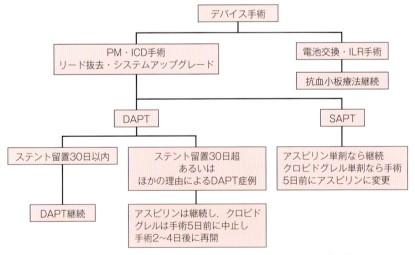

> **治療の豆知識** 当院では従来より前述のヨーロッパの推奨と同様の対応をしてきましたが，抗凝固療法併用群を除くと治療介入の必要な血腫はほとんど発生していません。

文献

1) JCS Joint Working Group: Guidelines for Pharmacotherapy of Atrial Fibrillation (JCS 2013). Circ J 78: 1997-2021, 2014.
2) Korantzopoulos P, Letsas KP, Liu T, et al: Anticoagulation and antiplatelet therapy in implantation of electrophysiological devices. Europace 13: 1669-1680, 2011.

①術前は施行する手術や患者の状態で抗血小板薬の管理法が変わることに注意します。
②術中はいかに血腫を発生させないかに注意します。
③術後は対応必要な血腫の見極めに注意します。

II 今さら聞けないペースメーカ手技

Question 37
開心術後の患者のペースメーカ手術を依頼されました。注意点を教えてください

- 開心術後の症例では，左鎖骨下静脈が閉塞，狭窄，蛇行していたり，右房切開に伴う心筋線維化や，結紮により右心耳が閉塞している可能性があります。
- ペースメーカ植込み開始前に，前腕から静脈造影を行い，鎖骨下静脈の解剖を確認するとともに，開心術の手術記録を前もって確認する必要があります。
- 開心術後，静脈への圧排や組織との癒着により，静脈の閉塞，狭窄，蛇行が起こりえます。特に正中開胸後，左鎖骨下静脈の閉塞や狭窄，蛇行がないか，左側からリードを挿入する場合は術前に確認する必要があります。
- 当院では左前腕から静脈造影を行い，静脈の走向についてまず確認します。左鎖骨下静脈閉塞が疑われる症例では，左側から右側植込みへ変更する場合もあります（**図1**）。
- 腎臓機能障害や造影剤アレルギーにより造影が困難な場合は，大腿静脈からガイドワイヤーを挿入し，左腋窩静脈まで進めて留置します。腋窩静脈穿刺が必要な場合はワイヤーを目標に穿刺します。
- リードボディーを回転させて留置する，スクリュータイプのリード（Boston Scientific FINELINE™：ボストン・サイエンティフィック社製，Screwvine：日本ライフライン社製）は比較的直径は細いものの，狭窄部位や蛇行部位があるとトルクがとられ，リード操作とともにスクリューインも困難となることがありえます。したがって，鎖骨下静脈の蛇行や狭窄が疑われる場合，前者以外のスクリュータイプのリードを使用したり，ロングシースを併用する必要があります。
- 開心術中に人工心肺システムの脱血管が右房から挿入された症例では，術中に右房が切開されています。切開線を中心に瘢痕組織が形成されると，心房ペーシング閾値は上昇，心房波高は低くなり，同部位への心房リード留置は避けるべきです。脱血管が右心耳から挿入された症例では抜去後右

心耳は結紮されることがあります。その場合，右心耳へのリード留置は困難となります。ペースメーカ植込み術前に開心術の術記録を確認し切開部位につき確認しておくことが必要です。
- 心房細動に対するmaze手術後，徐脈が遷延している症例において，洞停止なのかf波高の減高した持続性心房細動なのか鑑別に迷うことがあります。デュアルチャンバーシステム(dual chamber system)のデバイス植込みが考慮される場合，まず心室リードで心房内の電位や閾値を探り，調律を確認するとともに心房リード留置に適した場所があるかどうかを確認することも有用です。
- 三尖弁の機械弁弁置換術後に心室リード植込みが必要な場合，機械弁を通して右室にリードを挿入することは勧められません。その場合は冠状静脈洞の分岐枝に左室リードを挿入し左室ペーシングを行います。

（星田京子，佐藤俊明）

図1　症例：70歳代，男性

2008年，正中開胸による二弁置換術を施行された。2014年徐脈を伴う心房細動と診断され，恒久型ペースメーカ植込み術を施行された。術直前，左前腕からの静脈造影により，左鎖骨下静脈の完全閉塞（＊）および，右側へ向かう側副血行路が確認された。恒久型ペースメーカは右側植込みへ変更された。

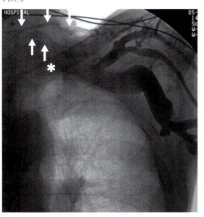
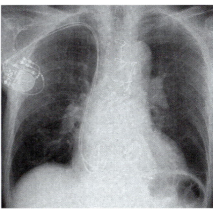

①事前に開心術の詳細を確認すること。
②鎖骨下静脈の走行と形態を，静脈造影やガイドワイヤーを挿入して確認すること。
③リードを適切に選択すること。

II 今さら聞けないペースメーカ手技

Question 38 心室中隔ペーシングのメリット・デメリットを教えてください

- 右室心尖部でのペーシングは，左室収縮同期不全を引き起こし，心機能低下や心房細動を増加させ，心不全入院および心血管死を増加させることが明らかとなりました。
- 右室中隔にペーシングリードを留置する心室中隔ペーシングを行うことが近年，増加しています。

◆ メリット

- ストレインや組織ドプライメージを使用した心エコー検査での検討では，右室中隔ペーシングは，右室心尖部ペーシングより生理的な状態での左室興奮伝播様式となり，QRS幅も短縮します[1,2]。
- 右室心尖部ペーシングと比較した右室中隔ペーシング（右室流出路中隔も含めた）の中期観察期間内（12〜18カ月間）での検討では，左室駆出率（ejection fraction；EF）および6分間歩行距離がともに優っていたとする報告が多いです[3]。
- 右室心尖部ペーシング時では，QRS幅が大きいほど，心不全による入院率が高いです[4]。右室中隔ペーシングは，左室収縮同期不全の程度が少なく，QRS幅がより短縮することから長期予後の改善が期待されます。

◆ デメリット

- 右室中隔にリードを固定するにはscrew-inリードを使用しますが，リードdislodgementに注意しないといけません（図1）。
- 右室中隔ペーシングでは，術中の透視（右前斜位/左前斜位）だけでは確実に心室中隔に留置されているかどうかの判断が難しく，ときにリード先端が右室前壁や側壁に留置されていることがあり，その際，心穿孔の危険性が

あります(図2)。術中に心室中隔にリードが留置できているかの判断として，QRS幅＜140msecかつリード先端位置が右前斜位での心陰影の中央，左前斜位で右向きにあることで心室中隔に留置できている可能性が高いと報告されています[5]。

● 心室中隔ペーシングの長期成績については，十分なデータが乏しいです。

(土井淳史)

図1　右室中隔にリードが留置された症例
a：12誘導心電図。QRS幅140msec。
b：胸部X線写真。側面像にてリード先端が中心から後方に向いている。

a
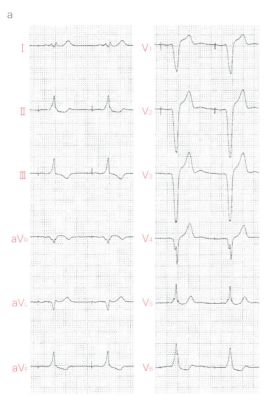

b
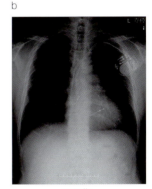
正面像

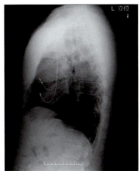
側面像

図2 右室前壁にリードが留置された症例
a：12誘導心電図。QRS幅160msec。
b：胸部X線写真。側面像にてリード先端が前方に向いている。
c：胸部CT画像。リードが右室前壁に留置されており，心嚢液が貯留している。

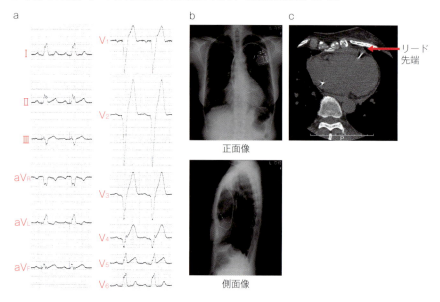

文献
1) Cano O, Osca J, Sancho-Tello MJ, et al: Comparison of effectiveness of right ventricular septal pacing versus right ventricular apical pacing. Am J Cardiol 105: 1426-1432, 2010.
2) Inoue K, Okayama H, Nishimura K, et al: Right ventricular septal pacing preserves global left ventricular longitudinal function in comparison with apical pacing: analysis of speckle tracking echocardiography. Circ J 75: 1609-1615, 2011.
3) Hillock RJ, Mond HG: Pacing the right ventricular outflow tract septum: time to embrace the future. Europace 14: 28-35, 2012.
4) Shukla HH, Hellkamp AS, James EA, et al: Heart failure hospitalization is more common in pacemaker patients with sinus node dysfunction and a prolonged paced QRS duration. Heart Rhythm 2: 245-251, 2005.
5) Pang BJ, Joshi SB, Lui EH, et al: Validation of conventional fluoroscopic and ECG criteria for right ventricular pacemaker lead position using cardiac computed tomography. Pacing Clin Electrophysiol 37: 495-504, 2014.

心室中隔ペーシングは，心室ペーシング率の高い症例には有効と思われますが，QRS幅や透視画像を駆使し，確実に右室中隔にペーシングリードを留置することが重要です。

II 今さら聞けないペースメーカ手技

Question 39 心房中隔ペーシングのメリット・デメリットを教えてください

●原因疾患や性別，年齢や患者の体型など症例に応じて利用できる手技として身に着けておくと安心です．冠静脈洞入口部付近への低位右房中隔を目指したリード留置であれば難しい手技ではありませんが，留置が困難な症例ではこだわることなく右心耳などへの留置を検討すべきです（図1，2）．

心房中隔ペーシングのメリット

- 右心耳でペーシング閾値，センシング波高値の良好な部位がない場合や右心耳が外科的に切除されている場合に心房中隔は代替留置部位となります．
- 右心耳へのscrew-inリード留置による心穿孔が心配な症例では，心房中隔は解剖学的に壁厚が厚く，screw-inリードによる穿孔の危険性が少ないと考えられます．
- 右心耳に留置した場合に比べて房室伝導時間を短縮することができるため，AV delayの延長によっても回避困難であった不要な心室ペーシングを減らす可能性があります．

心房中隔ペーシングのデメリット

- 必ずscrew-inリードを使用する必要があります．
- Locator™（セント・ジュード・メディカル社製）などの手元で操作して曲りをつけることが可能なスタイレットを使用しない場合は，リード留置手技が煩雑になる可能性があります．
- 右心耳に比べて，心室との距離が近い部位に留置するためにfar-field R waveを感知しやすくなります．

（河野律子）

図1 胸部X線：低位心房中隔と心室中隔へのリード留置
側面像において後方へリード先端が向く。

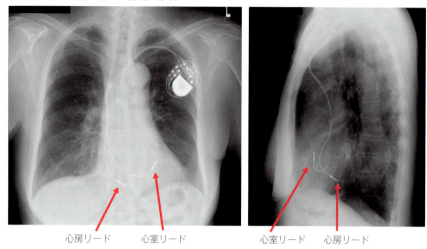

心房リード　　心室リード　　　　心室リード　　心房リード

図2 低位心房中隔ペーシング時の心電図
下壁誘導で下に凸の心房ペーシング波形と右心耳留置時よりも短いAV間隔が確認できる。

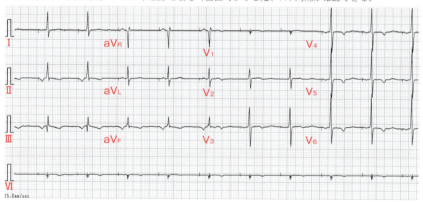

文献

1) Minamiguchi H, Abe H, Kohno R, et al: Incidence and characteristics of far-field R-wave sensing in low right atrial septum pacing. Circ J 76: 598-606, 2012.

① I度房室ブロックを合併した洞不全症候群患者(不要な心室ペーシング回避)や高齢者や体格の小さな女性患者(右心耳での心穿孔の回避)はよい適応となります。
② リード留置時のテストペーシングでは，心電図の下壁誘導で下に凸の心房ペーシング波形とともに，心内心電図で極端に大きなfar-field R waveがないことを確認します。
③ 心房中隔リード留置では，吸気時でのリード伸展が大きくなります。術後のリード脱落を防ぐために，十分にリードをたわませた状態でスリーブを固定する必要があります。

治療の豆知識　far-field R wave sensingは心室イベント後心房ブランキング(post ventricular atrial blanking；PVAB)の設定でおおむね回避できますが，先端電極間距離が短い心房リードを使用することで出現頻度が緩和されます[1]。

II 今さら聞けないペースメーカ手技

Question 40

cut down法は循環器内科医でもできますか？

● ペーシングリードの挿入には，穿刺法と橈側皮静脈のcut down法の2つの方法があります。cut down法を用いると，リードが肋鎖靭帯によるストレスを受けにくくなりより長期耐久性に優れること，穿刺に伴う気胸の合併症を回避できることが利点としてあげられます。一方で，内科医がデバイス植込みを行っている施設が多い現状からは，やはりcut down法を躊躇し穿刺でリードを挿入している先生も少なからずいらっしゃると思います。

● 当院では全例でcut down法を第一選択にして手技を行ってきましたが，その経験からもcut down法は基本手技をマスターすれば内科医でも簡単に行うことができると断言できます。ここではその手技を行うためのポイントを解説します。

橈側皮静脈の位置

● 橈側皮静脈を探索するためには，その解剖学的位置の把握が重要になります。橈側皮静脈は大胸筋と三角筋の間の脂肪組織の中を走行し，鎖骨の外側で小胸筋の上から鎖骨下静脈（腋窩静脈）に流入します（図1）。この解剖を把握したうえで実際に血管を探しますが，まずは大胸筋―三角筋溝の位置を皮膚の上から推測することが重要になります。

● 大胸筋―三角筋溝は，おそらく現在穿刺法でリードを挿入している先生が考えるより外側であることが多く，この部位を意識して手術用穴あきドレープをかけないと，内側から深い位置を探索することになり，より手術の難易度が増します（図2）。

図1　橈側皮静脈の解剖
橈側皮静脈は大胸筋と三角筋の間を走行し，鎖骨の外側で小胸筋の上から鎖骨下静脈（腋窩静脈）に流入する．

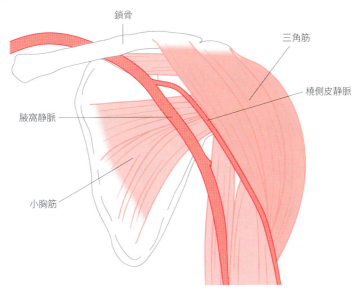

図2　大胸筋—三角筋溝の位置と皮膚切開線
皮膚を注意深く観察し，大胸筋と三角筋の間のくぼみを確認する．この位置が大胸筋—三角筋溝である（青線）．この位置が穴に収まるようにしてドレープを置かないとその後の操作が困難になる．鎖骨に並行に皮膚切開線をおく場合は，大胸筋—三角筋溝の位置を意識して切開線外側の位置を決定する（赤線）．

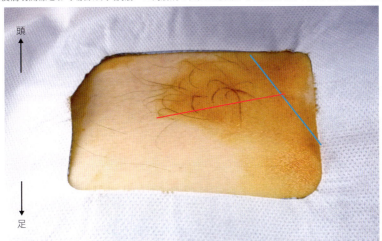

橈側皮静脈cut down法の実際

皮膚切開

- ペースメーカを挿入するための皮膚切開線を，この大胸筋—三角筋溝に直角におく方法と，縦に並行におく方法がありますが，当院では皮膚切開は鎖骨と並行に横に切開を行っています。
- 橈側皮静脈を露出する際には視野の確保がきわめて重要であり，大胸筋—三角筋溝にかかるように皮膚切開を行います（**図2赤線**）。皮膚切開が内側すぎると切開線から橈側皮静脈までの距離が長くなってしまうため，血管の露出が困難になります。

橈側皮静脈を見つける

- 皮膚切開の後，皮下組織を大胸筋まで剥離した後に丹念に筋肉の表面を観察します。大胸筋—三角筋溝には必ず脂肪組織が存在し，その部位を特定します。その後に溝に対して並行方向にペアンで脂肪組織を分け入っていくと，橈側皮静脈を発見することができます（**図3a**）。
- この際に最も重要なポイントは，橈側皮静脈は必ず大胸筋側に接して走行

図3 橈側皮静脈のcut down法

a：大胸筋—三角筋溝の脂肪組織を丹念に分け入って，L字のペアンを用いて橈側皮静脈を剥離，露出する。
b：近位側，遠位側の2カ所にナイロン糸をかけ（→），遠位側のナイロン糸のみ血管の上から結紮する。眼科用ハサミを用いて2本の糸の間の血管を1/3程度切開する。
c：切開した橈側皮静脈内にガイドワイヤーを挿入する。

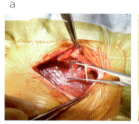 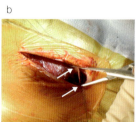 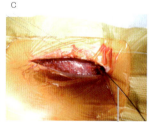

ガイドワイヤー

している**ということです．三角筋側をより深い位置に分け入っていくと，血管が見つからないばかりか，周辺からの出血が多くなり止血が困難になります．もし浅い位置で静脈が見つからないときには大胸筋の外縁に沿って少しずつ深い場所を探す**ことがポイントです．
- **静脈は幅2〜3mm程度で暗紫色をしています**．白っぽく丸みを帯びている血管は動脈であるため，疑わしいときには拍動の有無を観察してください．

ガイドワイヤーの挿入

- 橈側皮静脈を見つけた後，直角に曲がったペアンで遊離し，近位側と遠位側の2カ所にナイロン糸をかけます（**図3b**）．遠位側の糸は結紮した後，少し近位側を眼科用の細いハサミでわずかに（血管系の1/3程度）切開し，その部位からガイドワイヤー（あるいは血管径が十分にあるときにはリード）を挿入します（**図3c**）．
- 1本の橈側皮静脈内に2本のワイヤーを挿入する方法もありますが，最後の固定が困難になったり，2本目のリードの操作性が悪くなったりということもあり，筆者らの施設では**2本目のリードは腋窩静脈穿刺で挿入**しています．
- ガイドワイヤー挿入後は一般的な穿刺法の時同様にシースイントロデューサを用いて心内にリードを固定します．
- リード挿入後に最後にポイントになるのはリードの固定です．スリーブでリードを固定する際に，**スリーブを橈側皮静脈内まで挿入し，血管と一緒に糸をかけて結紮**することにより，リード脇からの出血を完全になくすことができます．

 | ガイドワイヤー挿入時に橈側皮静脈の曲がりで進みにくいときには，遠位側の結紮糸をやや引っ張りながら挿入すると通過することがあります．

最後に

- 橈側皮静脈のcut down法は，内科医でも非常に安全かつ簡単に行うことができる手技で，是非多くの先生に実践していただきたいと思いますが，実際の手技では細い血管に切開を入れた後に持ち手を変えてワイヤーを挿入する作業や，ワイヤー挿入時の糸の引き具合など，若干手先の感覚やコツを必要とする操作があります。
- 可能であれば初めて行う先生は，1〜2回実際に行っている施設で見学され，その手技のコツを目で見てからの開始をお勧めします。　　　　　　**(真中哲之)**

穿刺法に比べcut down法では合併症軽減，耐久性向上などの利点があります。cut down法は基本手技をマスターすれば内科医でも簡単に行うことができます。

II 今さら聞けないペースメーカ手技

Question 41 気胸が心配で穿刺法が不安です。コツを教えてください

- 穿刺法は簡便かつ汎用性が高いため，是非とも習得しておきたいリード挿入法です。気胸は代表的な合併症ですが，コツを覚えておけばきわめて安全に穿刺が可能です。

穿刺前の注意

- 図1に2症例の鎖骨下静脈造影を示します。比較するとおわかりいただけるかと思いますが，鎖骨と第一肋骨の関係が大きく異なります。このように鎖骨と肋骨の位置関係は個体差が大きく，それに伴い胸郭外穿刺の至適部位も異なってきます。
- 鎖骨下（腋窩）静脈は第二肋骨の上を走行し，第一肋骨と鎖骨の間に潜り込んでいきます。肋骨と第一肋骨の間の肋鎖靱帯に干渉するようにリードが挿入されるとリード断線の原因となりますので，鎖骨と第一肋骨の交差部位では穿刺はしないようにします。
- 図1aの症例では，第一，第二肋骨どちらでも穿刺可能ですが，図1bの症例では第一肋骨上の穿刺は鎖骨と交差してしまい不適です。このような個体差があるため，必ず穿刺する直前に静脈造影を行うことをお勧めします。

穿刺をより確実に安全に行うコツ

- 針が肋骨の真ん中で肋骨にあたる限りは，気胸のリスクはまずありません。肋骨の近くから穿刺し始めるほうが針のコントロールがしやすいため，穿刺する前に皮下脂肪織下にポケットを作成し，大胸筋の直上から穿刺することをお勧めします。

●図2aに示すように，透視をみながら肋骨の外縁より少し外側の点（○）から穿刺を開始します．そして静脈の中心に沿うように針を進め，肋骨のど真ん中（☆）で肋骨にあたるように穿刺します．こうすれば，きわめて高い確率で静脈を貫くことができ，気胸のリスクもほとんどありません．万が一動脈穿刺をしたり，肺に針が当たった場合のことを考慮し，筆者らは穿刺は22G針のエラスター針を使用し，0.025inchのガイドワイヤーで静脈確保をするようにしています．

図1　鎖骨下静脈造影
a：第一，第二肋骨のどちらでも穿刺可能な症例　　b：第一肋骨上の穿刺が不適な症例

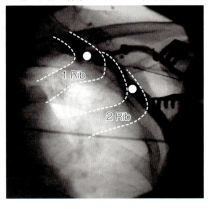
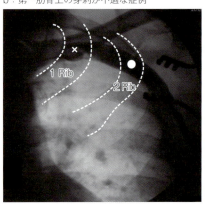

図2　安全な穿刺部位と静脈攣縮
a：○から穿刺を開始し，静脈の中心に沿うように針を進め，☆で肋骨にあたるように穿刺．攣縮の予防には1回目の穿刺で静脈をとらえることが重要．
b：攣縮する鎖骨下静脈．攣縮によって側副血行路（橈骨皮静脈↓）が発達している．

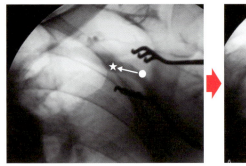
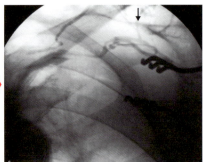

●また，鎖骨下静脈は太い血管ですが，図2bに示すように攣縮を起こしやすい血管でもあります。できるだけ1回目の穿刺で血管をとらえることがコツです。筆者らは試験穿刺はあえて行わず，22Gのエラスター針で麻酔も行いながら穿刺するようにしています。　　　　　　　　　　　　　　（岡村英夫）

①肋骨・鎖骨の位置関係や鎖骨下静脈の走行には個人差があります。穿刺の前に造影して至適な穿刺点を決定するのが確実です。
②静脈は穿刺などの刺激で攣縮を起こしやすいことに注意が必要です。

II 今さら聞けないペースメーカ手技

Question 42 心房リードがよくdislodgeします。コツはありますか？

- リードの安定性，手技が容易であることから，右心耳に留置することが多いと思われます。

♦ リードの先端が右心耳に十分挿入されていますか？

- tinedリードの場合，右心耳の浅い部分に留置すると，リードの掛りが浅く，dislodgeするケースがあります。リードが右心耳に挿入されると，リード先端がワイパー運動を呈しますが，すぐに固定せずに，リードを右心耳から出し入れして留置場所を吟味するとリードの安定性が向上する場合があります。
- また，心臓手術の既往があり右心耳を結紮しているような症例では，右心耳が小さく浅くなっている場合がありますので，screw-inリードを選択することも有用です。

♦ リードのたわみは適切ですか？

- 術後立位になったときにリードのたわみが不足してdislodgeしてしまうケースがあります。リードのたわみは十分にとる必要がありますが，たわみを増やしすぎるとtinedリードではリード先端の固定が悪くなりますし，screw-inリードでは突き込む力が生じて穿孔の危険性があります。適正なたわみの目安として，当院では正面の透視像でリードの先端から折り返しまで一椎体としています。
- また，手技中に深呼吸をしてもらい呼気と吸気で心臓が大きく上下する症例では，たわみを若干多くするほうがよいでしょう。特に肥満体型の場合は，立位になるとリードの固定部位が大胸筋とともに下がってしまい，たわみが不足しがちですので，スリーブ固定部位も体位による変動の少ない鎖骨

寄りにしましょう(図1)。

図1 肥満体型では立位だとたわみが不足する

a：臥位（術直後）：
身長155cm，体重80kg，
女性

b：立位：スリーブ固定部位が
下がりたわみが不足

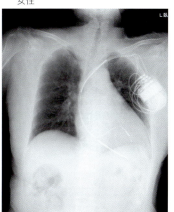
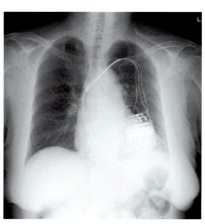

c：立位：再手術で，たわみを
増やしスリーブ固定部位を
鎖骨よりに変更

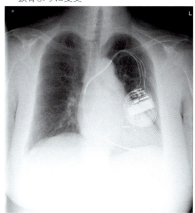

リードの先端が心房筋に十分固定されていますか？

- リードの先端が心房筋にしっかり固定されていれば、多くの症例でプログラマーの心内電位のST上昇を確認できます（図2）。
- また、閾値ぎりぎりの出力でペーシングしながら患者に咳払いや深呼吸をしてもらうなど軽いストレスを与えて、ペーシング閾値の変動がないか確認することも有用です。

（弘田隆省）

図2　ST上昇

a：STの上昇した心房電位　　　　　b：STの上昇の乏しい心房電位

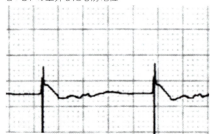 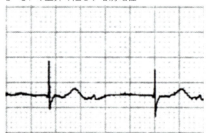

文献
1) Saxonhouse SJ, Conti JB, Curtis AB: Current of injury predicts adequate active lead fixation in permanent pacemaker/defibrillation leads. J Am Coll Cardiol 45: 412-417,2005.

①留置位置を吟味しましょう。
②リードのたわみは一椎体が目安です。
③心内電位のST上昇も参考になります。

Question 43　心室リードで穿孔したことがあります。安全に挿入するコツはありますか？

Ⅱ　今さら聞けないペースメーカ手技

- 心室リード，特にscrew-in（スクリューイン）リードによる心穿孔はまれに生じる合併症です。
- tined（タインド）リードでの穿孔はほとんど報告がありませんが，それでも体の小さい高齢女性などでは特に慎重なリード操作が必要です。

リード留置の狙いどころ

- 図1に右室の病理標本を示します。心尖にtinedリードが挿入されていますが，心尖の心室筋はきわめて薄いことがわかります。リードの種類にかかわらず，心尖部の最も奥（ど心尖？）はリード留置に好ましくありません。
- 一方，心尖部でも少し手前の心室中隔よりは心筋も厚く，肉柱も発達しておりリードが引っかかる場所がたくさんあります。ここがscrew-inリードの狙いどころです。

図1　右室の病理標本

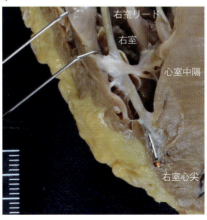

♪ screw-inリードの取り扱いの注意点

- スタイレットを先端まで入れた状態で心筋に押し付けないことです。たとえ柔らかいスタイレットであってもリード先端に加わる力はきわめて大きくなります。一方でスタイレットを少し(5cm程度)引いた状態のリードはきわめて柔らかく，心筋を貫くことはありません。
- **図2**にスタイレットを少し引いた状態(**赤点線**までスタイレットを挿入)で，豆腐にリードを押し付けた様子を示します。
- リードの先端が固定されたところでリードを押し付けても，豆腐を貫くことなく自然にリードがたわんでいます。このリードの当たり具合がスクリューを出すのに適度な力を与えてくれます。スタイレットがリード先端にないとスクリューが出ないことは決してありません。
- 実際にリードを留置する様子を**図3**に示します。曲がりをつけたスタイレットを操作し，心室内にリードを誘導しますが，この時点でスタイレットを先端から少し引いています(**図3a**。右室リードはICDリード。**赤点線**までスタイレットを挿入)。
- リードがふらふら揺れるように動くのを確認しながら心室内を進め，心尖手前でリードが心筋に引っかかり，先端が固定された状態が**図3b**です。
- スタイレットが入っていない部分は柔らかく，重力で背側に曲がるため，心室中隔側にリードが誘導されます。少したわみがついていますが，スクリューを出すのに適度な当たり具合です。

図2　スタイレットを5cm程度引いた状態のリードは柔らかい

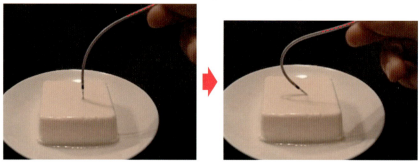

- スクリューを出した後にスタイレットを抜去してください．このとき，リード先端が移動しないことを透視でしっかり確認します．
- このように，スタイレットを少し手前に引いてリードを操作し，スクリューを出すことを心がければ，心穿孔のリスクはきわめて低く，安全にリードを留置することが可能です．

（岡村英夫）

図3　リードの留置

a：リードが三尖弁を通過したらスタイレットを少し引き，リードを進める．
b：リード先端が目的とする部位で心筋にあたり固定されたら，軽くたわみをつけてスクリューを出す．

a 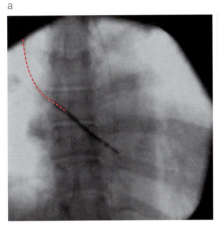　　b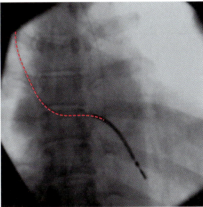

①スタイレットをリード先端まで挿入した状態で心筋に押し当てることを避けることで，心穿孔のリスクを大幅に軽減することができます．
②リード先端の動き，リードのたわみを透視で確認しながらリード留置部位を選択することが可能です．

II 今さら聞けないペースメーカ手技

Question 44　CSリード挿入の際にCS開口部の解離所見を認めました。どうすればよいでしょうか？

- 冠静脈の解離は，約1％程度に起こる合併症です[1]。
- 冠静脈の解離は，冠静脈へのダイレクトカニュレーションの際に形成してしまい，造影により気がつくことが多いです。
- 解離のパターンとしては，①冠静脈の解離も冠静脈壁内に解離が広がる場合（図1），②一部穿孔し，外の脂肪層への造影剤の染み出しが見られる場合（図2），③完全に穿孔して心嚢腔が造影されてしまう場合，があります。
- 心タンポナーデにならないかを，心エコーなどで心嚢液貯留をチェックしながらしばらく様子をみる必要がありますが，冠静脈洞（coronary sinus；CS）の圧は低いためそのリスクは高くありません。ほとんどの場合は手技の再開が可能です。
- 解離口は，シースが当たりやすいところに発生するため，再開した後も解離内にシース・カテーテルやワイヤーが入りやすく，注意を要します。大きな解離によってターゲットとなる静脈枝が閉塞してしまうこともありますが，しばらく（数分〜）時間をおくことで解離内の血腫が消退し再出現することも期待できます。
- 解離に対してバルーンやステントによる血管形成術を要する症例もありますが，前述の報告[1]では，2,438例中1例であり，きわめてまれでした。
- 図1は自験例です。入口部に蛇行があったにもかかわらず，やや強めの力でカニュレーションしたために解離を形成し，さらにその後のワイヤー挿入と造影で大きくしてしまったものです。
- 手技を中止して10分間様子をみましたが，心嚢液を認めなかったため，手技を再開しました。すでに解離内の造影剤も消失していました。解離内に再カニュレーションされてしまうため難渋しましたが，後壁枝に左室リードを留置しました。

（井上耕一）

図1 冠静脈解離：解離内への造影剤のうっ滞

冠静脈は後ろ向きに出ている(a)とともに、入口部に蛇行があった。強めの力でカニュレーションしたら、解離が形成されてしまい、解離内に造影剤がうっ滞している。

a：正面

b：左前斜位

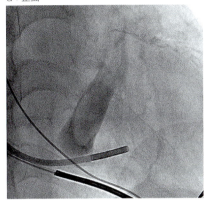
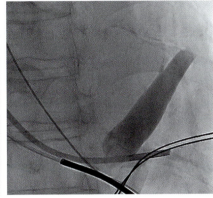

図2 冠静脈解離：造影剤の冠静脈外への染み出し

〔EPDatabank by cardiostim (http://epdatabank.cardiostim.com/) より引用〕

冠静脈外の広い範囲に造影剤が染み出している。図1との染まり方の違いに注目したい。

正面像

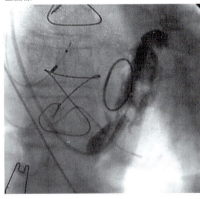

文献

1) Dickstein K, Bogale N, Priori S, et al: The European cardiac resynchronization therapy survey. Eur Heart J 30: 2450-2460, 2009.

①CSの解離に注意してカニュレーションしましょう。
②解離や穿孔を作っても，タンポナーデ合併や治療中止・血管形成術に至ることは多くはありません。
③しばらく様子をみて，状況が落ち着いていれば慎重に手技を再開しましょう。

II 今さら聞けないペースメーカ手技

Question 45 CSリード留置に自信がありません。コツを教えてください

- 冠静脈洞(coronary sinus；CS)リード留置のコツとして，①冠静脈の枝の解剖を理解するために造影をしっかり行う ②リード留置時にはインナーカテーテルを上手に利用する の2つがあげられます。

冠静脈造影

- 冠静脈造影には次の方法があります。
  A：バーマンカテーテルによる造影
  B：インナーカテーテルによる造影
- A，Bのどちらの方法でも結構ですが，いずれの場合でも，右前斜位(RAO)，正面(AP)，左前斜位(LAO)と多方向の造影を行ってしっかりと冠静脈の枝の解剖を確認することが大切です。目的の枝がしっかり分離できる方向で手術を進めましょう。

CSリード留置

- リード留置の際にはインナーカテーテルを使用するとうまくいきます。左室側壁枝もしくは後側壁枝で中位部から基部でペーシングが可能な枝にリード留置を行います(図1)。
- 目的とする枝とCS本幹との分岐角度が90°未満であれば90°のインナーカテーテル，90°以上であれば130°のインナーカテーテルを用いてください。
- まず，インナーカテーテルの曲りの先端部分を目的とする枝に挿入します。その後に0.014inchのガイドワイヤーをインナーカテーテル内から目的枝に挿入します(図2)。ガイドワイヤーを挿入したらインナーカテーテルは抜去せずに先端を枝に留置したまま，CSリード挿入を行ったほうが多くの

症例ではバックアップサポートが得られるので容易です。現在は4極のペーシングリードが主流ですのでどこかの電極ではペーシングできることがほとんどですし，横隔膜神経刺激もほとんどの症例で回避できます(図3)。ペーシング閾値は3V・0.4msec以下であれば問題ありません。

図1　インナーカテーテルで側壁枝を造影

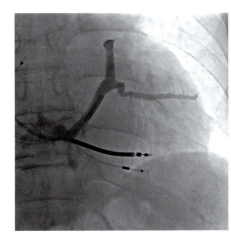

図2　0.014inchガイドワイヤーを挿入

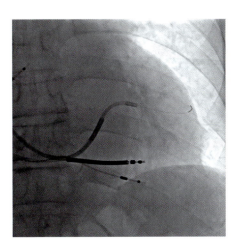

●最終的なリード留置位置が正しいかは，LAOで右室リードとの距離が離れているか，RAOで左室の基部から中位部でペーシングできているかを確認する必要があります。　　　　　　　　　　　　　　　　　　　　（安藤献児）

図3　4極CSリードを挿入

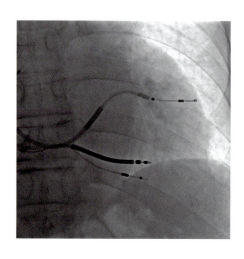

 CSリードを上手に挿入するコツは，冠静脈造影で解剖を正しく把握したうえでインナーカテーテルを上手に利用することです。

Ⅱ 今さら聞けないペースメーカ手技

Question 46
リードのたわみのつけ具合がわかりません

- 術後急性期のリードdislodgementを防ぐためには，堅固なスリーブ固定，良好な本体のアンカリング，トルクを残さない安定したリード留置が重要と考えられます。
- 一方で，血管外のリード・本体の固定が十分であっても，術前後での体位変換などでリードが心血管内で牽引されるため，留置の際にリードを多少たわませる必要性があります。加えて，ペーシング閾値や波高値は電気学的に心筋との接触が重要であり，その接触を良好に維持するためにも，適度なリードのたわみが必要となります。
- ただし，過度にたわませた場合，リードが心筋壁と接触して，期外収縮や頻拍を誘発する可能性やリード先端にかかる力学的ベクトルが変わって先端がはずれる可能性，または強い力がかかることで心筋壁の穿破リスクが高くなると考えられます。
- リードのたわみ具合に関しては，患者間および施設間によって条件が異なるため，一定評価を行うのは困難であり，術者の経験や感覚に基づいて行われているのが現状です。
- 図1はペースメーカ患者における当施設での標準的な術中のリード留置とたわみを示したものです。術後にリードが牽引され，最終的に安定したリード位置になっています(図2)。
- 冠静脈洞を介して留置される左室リードに関しては，左前斜位で右房の外側壁から三尖弁・下大静脈間のくぼみに沿うようなたわみをつけ，右前斜位にて右室内にリードが引き込まれていないことを確認します。
- 筆者の経験では，女性，肥満，るいそう，筋疾患患者で術後にリードが強く牽引されることが多く，通常よりもたわみを大きくしています。女性や肥満患者では，仰臥位での横隔膜挙上が顕著であり，体位変換でリードが予想外に牽引されます。また，皮下組織・筋肉が脆弱な患者では，本体のアンカリングが良好でも，支持組織自体が弱いため，ポケット内で本体が

落ち込むことにより，対側から強い張力がかかるためです。
- 術中に深呼吸や咳払いをさせて，たわみ具合を評価することはもちろん有効ですが，リードにかかる牽引力には多様な要素があるため，必ずしもそれだけでは術後の経過を予想できないことがあります。
- 一般論としては，リード先端にかかる力のベクトルが大きく変化せず，深呼気時にもリードと心筋壁の接触による期外収縮がない範囲で十分なたわみをつければよいと思われます。

（中島育太郎）

図1　術中透視像

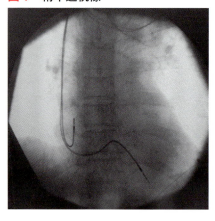

図2　術中X線像（立位正面）

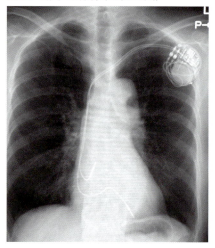

① リードを安定して留置するために，適度のたわみが必要です。
② 過度なたわみは「リードのずれ」，「期外収縮」，「心筋穿破」のリスクとなりえます。
③ 女性，肥満，るいそう，筋疾患患者では通常よりたわみを大きくします。

Question 47 リードを固定する際の注意点と余ったリードの収納の仕方を教えてください

● リードを固定する操作すなわちアンカリング(スーチャ)スリーブを固定する操作は，ペースメーカ植込み手技のなかで非常に慎重に行うべき操作の一つです。

リードを固定する際の注意点

● リードを固定する操作に関しては，リードの添付文書にも記されています。植込んだリードが動かないように，かつリードの被膜と導線コイルを結紮によるダメージから防ぐために，アンカリング(スーチャ)スリーブを使用します(図1)。
● スリーブは，穿刺法であれば大胸筋に，静脈切開法であれば橈側皮静脈にできるだけ近接する形で固定します。大胸筋へ固定する方法は筋膜で2〜3回結紮して固定，その後スリーブごとに糸を縛り固定します。非吸収糸の縫合糸は，当院では3-0ナイロン糸を用いて固定しています(図2)。スリーブの固定が不十分であると，リードの位置移動(dislodgement)が生じる原因となります。スリーブの溝すべてを糸で固定し，その後にリードのたわみが固定前と変わりなく適切であることを透視で必ず確認するようにしています。
● また，スリーブは各社で形態・硬さが異なることも留意しておく必要があります。

リードの収納方法

● リードがペースメーカ本体の上にこないよう収納する必要があります。次回の交換手術の際に誤ってリードを切断してしまう危険を避けるためです。必ずペースメーカ本体の下にリードを収納しましょう。

●また,リードの長さに関する選択も非常に重要ですが,ポケット内で必要以上にリードを余してしまった場合は,ポケット内での巻きをできるだけ大きくとって,ペースメーカ本体とのスペースにできる死腔をできるだけ作らないように努めています。死腔がポケット内により多くできてしまうことはペースメーカ感染のリスクになると考えられているからです。

(南口　仁)

図1　スリーブ

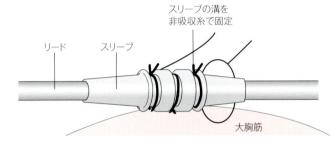

図2　リード固定の実際

大胸筋膜を2〜3回縛って固定し,その後スリーブごとに糸で縛り固定する(→)。糸は非吸収糸である3-0ナイロン糸を用いている。

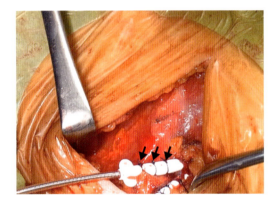

①リード固定はペースメーカ植込み手技のなかで非常に慎重に行うべき操作の一つで,アンカリング(スーチャ)スリーブを用いて,その溝に非吸収糸を用いて固定します。
②スリーブの固定後は必ず透視をみて,リードのたわみが適切であるかを確認する必要があります。
③リードがペースメーカ本体の下にくるように収納する必要があります。そしてリードとペースメーカ本体との間で,できるだけ死腔を作りすぎないようにリードを収納しましょう。

Question 48 〔Ⅱ 今さら聞けないペースメーカ手技〕

閉創に自信がありません。内科医におすすめの閉創法を教えてください

閉創で求められること

- デバイス植込み手技は立派な外科的手技であり，最小限の外科的知識が必要です。
- 閉創は，まず層を合わせ，次に合わせた表皮を創傷治癒が完成するまで安定した状態で密着させることです。表皮からのポケットまでの組織を層別に列挙すると，表皮─真皮─真皮下結合織─脂肪織─大胸筋膜上結合織─大胸筋筋膜─大胸筋の順となります。閉創においては，この層を保つように組織を縫合する必要があります。
- また，どのような閉創法でも，最深部の大胸筋筋膜上結合織あるいは大胸筋筋膜を合わせることが必要であり，この縫合を省くことはできません（図1）。これがきっちり縫合されていないと，ポケットの拡大やデバイスの移動が起こる原因となります。この縫合は結節縫合でも連続縫合でもよく，初心者では5針程度の結節縫合が推奨されます。
- 用いる糸は，合成糸のブレード（撚り糸）が扱いやすく，太さは2-0または3-0があります。ここから上層部を縫合する方法には多くのバリエーションがありますが，最終的には表皮が安定して密着することが求められます。
- 真皮内連続縫合はこの目的を行うための最も一般的な縫合で，習熟が求められるにもかかわらず，多くの施設では慣れない内科医がこの縫合を行っています。しかし，連続縫合では一定したピッチの運針と層内の同じレベルで針を抜く操作が必要であり，多くの内科医にとって非常に多くの時間と困難を伴う手技となっています。しかも，不適切なピッチは創哆開の原因となり，安定しない層内の糸の通過はケロイドの原因となってしまいます。

147

❖ おすすめの閉創法

●今回提唱する閉創法は，脂肪織と真皮あるいは真皮下の結合織を結節縫合によって合わせる手技で，表皮の接着は非縫合手技によって安定的な密着を図ります。用いる糸は，合成糸ブレード3-0が扱いやすく，針付きではなく丸針に通して用います。

図1　デバイスポケットの閉創

デバイスポケットの天井を構成する組織は，大胸筋筋膜上ポケットでは大胸筋筋膜上の結合織，大胸筋筋膜下ポケットでは大胸筋筋膜で構成される。
ポケット閉創の基本は，この結合織あるいは筋膜を縫合閉鎖しなければいけないが，多くの場合には，この組織は創内に翻転している。したがって，これを縫合するためには，創内を観察して，この組織を縫合できるように引き出さなければいけない。この組織を含めずに縫合してしまうと，ポケット拡張やデバイス移動をまねく原因となり，この場合の最も重篤な合併症はTwiddler症候群やデバイス下垂に伴うリード移動である。
結節縫合で閉鎖する場合には，最初に中央の糸をかけることでデバイスが創から飛び出すことを防ぐことができる。

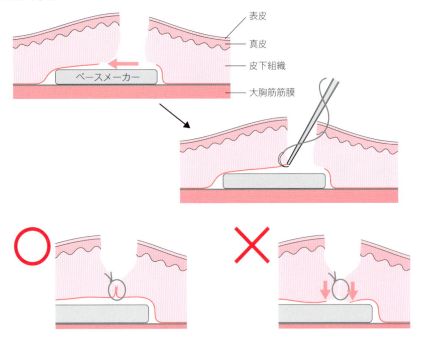

①まず，創縁から約1cmの部位で真皮あるいは真皮下結合織から大きく脂肪織に抜くように糸をかけます（図2①〜③）。
②次に対側に同様に糸をかけるわけですが，最初の糸を針からはずし，糸の反対側に通し直します（図2④〜⑦）。これによって運針は常に順手となり，操作が容易です。この糸は結紮せずに置いておき，同様に対側創縁から約1cmの部位に同様に糸をかけます。
③次に，創中央，そして創縁の糸と中央の糸の間にそれぞれに糸をかけると，5針の糸がかかることになります（図3）。創が大きい場合には，創縁の縫合と中央の縫合の間に2針入れればよいです。

図2　真皮下結合織を含む内翻縫合による創の閉鎖

この手技を容易にするためには，通常の丸針を用い，針付き糸は用いない。いわゆる皮膚下層の中縫いであるが，真皮の一部あるいは真皮下の結合織を刺入点とし，大きく脂肪織に針をかけて創内に抜く。ポイントは④に示すように，針を付け替えることである。これによって，運針は常に順手となるため操作が容易である。糸をすべてかけるまで結紮しないことが重要であり，これによって，すべての糸の深度を容易に揃えることができる。結紮は，最初の3針は容易であるが，間の糸については機械を用いた instrumental tie が，容易で確実な結紮を可能とする。

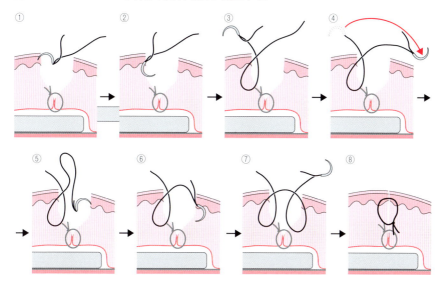

 コツ　できるだけ大きく針糸をかけることがコツで，脂肪織が厚い場合には，2層で縫合したほうが結果は良好です。

④かかった糸はすべての糸をかけ終えた後に,かけた順に結紮しますが,結紮は創内に入り,内翻縫合となります(図2⑧)。この縫合により表皮は容易に密着するため,これに真皮縫合を追加する必要はありません。

(中島　博)

図3　縫合順序
閉創は,一定間隔に縫合することが創の安定に重要である。両側の糸をかけたら中央の糸をかけ,次にそれぞれの糸の間を1〜2針で埋める。

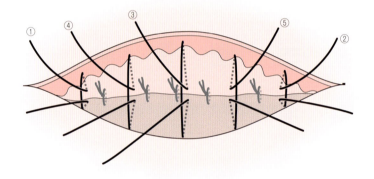

 さらに安定的な表皮密着には,ステリストリップ™(3M社製)や,ダーマボンド®(ETHICON社製)塗布を追加する方法も考えられますが,KARAYAHESIVE®(アルケア社製)を用いれば容易に安定した表皮の密着状態を保持できます。

 閉創のポイントは,
①同じ深さの層を合わせる
②表皮は安定して接触している
ことです。

II 今さら聞けないペースメーカ手技

Question 49 損傷リードをポケット内に残しておく場合の処理の仕方を教えてください

- 心臓植込み型電子機器は，本体とリードから成り立っています。本体は電池寿命，不具合などがあれば交換できますが，リードはいったん体に植込まれると血管，心臓と癒着して簡単に交換できません。
- 感染などの場合はリード抜去が推奨されますが，導線の断線や被覆損傷，植込み型除細動器（implantable cardioverter defibrillator；ICD）へのアップグレードで不要になったペーシングリードなど，使用継続はできないものの必ずしも抜去する必要のないリードは，そのまま留置されることがあります。
- 損傷リードの端をポケット内に残しておく場合の注意点としては，電気的に干渉しないように断端を絶縁することと，ポケット内を遊走しないように固定しておくことであり，実際の方法としては次の①～③の通り何種類か考えられます。
- 将来，感染や静脈閉塞によりリードを抜去する必要が生じる可能性があることも忘れてはいけません。静脈リード抜去を行う際には十分な長さ（10cm程度）の正常構造のリードが残されていることが必要です。リードを短く処理しすぎないように注意が必要です。

① 電極の先端を処理せずにそのまま残しておく場合は，キャップを被せポケット内を遊走しないよう筋膜に固定しておきます（図1）。リード抜去の際にはscrew-inリードであればスクリューの格納を試みますので，screw-inリードではこの方法が最も確実です。

② ポケット内のボリュームを減らすために，できるだけ短く切って処理する場合は，その先端にキャップを被せ，これも同様にポケット内を遊走しないよう筋膜に固定しておきます（図2）。

③また，内部のコンダクタを牽引してカットすると，被覆の長さが長くなり，それを折り返して固定することで電極を絶縁でき，同様に筋膜に固定することができます(図3)。ただし，強くコンダクタを牽引しすぎるとリード構造が破壊されるため，将来のリード抜去が困難になる可能性があります。この方法を用いる場合にはより十分な長さを残して断端処理する必要があります。

(西井伸洋)

図1 補修用アダプターキット：5867-3M型リードエンドキャップキット
(メドトロニック社製)

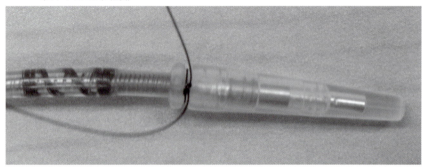

図2 短く切って処理する場合

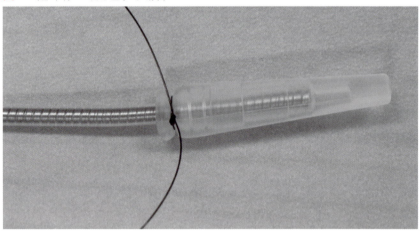

図3 内部のコンダクタを牽引してカットする場合

a：内部のコンダクタを牽引

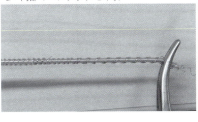

b：被覆の直後でカット

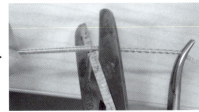

c：被覆の長さが長くなる

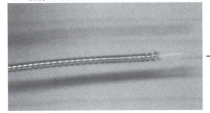

d：被覆を折り返して固定

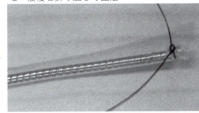

①ポケット内のボリュームを減らすために，できるだけ短く切る場合に，あまり短く切りすぎないほうが望ましいです。感染を起こしたり，リード留置本数が多くなった場合など，リード抜去が必要になったときにリードが把持できないケースは非常に難渋するためです。今後のことも考え，把持できる程度の長さは残しておいたほうが望ましいです。
②固定する際に，皮膚や筋肉に突っ張り，術後皮膚のerosionや痛みが出現しないように，注意して固定することが必要です。

II 今さら聞けないペースメーカ手技

Question 50 術中看護の注意点を教えてください

- ペースメーカ植込み術は基本的に局所麻酔で行われます。そのため，患者は覚醒状態にあり，緊張状態のまま手術を受けています。緊張状態に加え，慣れない環境のなかで気持ちの表出をするのは難しく，精神的苦痛を受けている状態ともいえます。術中に起こりえる合併症への対応は必須として大事ですが，それと同じぐらい患者の気持ちに寄り添うこと・患者の状態を把握することも大切です。

看護

執刀前のポイント

- 患者は術前からさまざまな不安を抱いており，いざ当日になると普段目にしない機械があったり，聞きなれない機械音や医療職者の話し声が聞こえたりするため，不安はさらに増大します。また術中は，清潔覆布で全身が覆われるため，目に見えない所で何が行われているかわからず，恐怖さえ抱くかもしれません。
- 手術は，基本的に申し送り看護師と入室看護師で執刀までの準備をします。入室看護師が機械の展開や医師への対応を行い，申し送り看護師は患者の不安を少しでも軽減できるよう，必要最低限以外は患者のそばから離れないように心がける必要があります。
- また，患者は術前訪問の際に執刀までの流れについて説明は受けていますが，不安軽減のため1つ1つ処置を行うごとに声がけ・説明を行う必要があります。それに加え，当院では少しでもリラックスしてもらえるよう，患者好みの音楽を流すのも一つの方法としています。
- 執刀前に局所麻酔を行います。局所麻酔開始時の痛みはもちろんですが，術中に麻酔の効きが浅く，痛みを言葉では訴えず我慢している患者をみかけます。そのため，あらかじめ局所麻酔開始時に，最初に痛みはあるが，徐々

に麻酔が効いてくること，手技の最中に痛みがある場合には局所麻酔を追加できることを伝えておきます。そうすることで，患者は安心して気持ちを表出することができます。術中，申し送り看護師は患者の頭側に立ちます。そうすることで，患者の表情の変化，モニター，術野といった部屋全体の状況を把握することができます。

術中のポイント

- リード挿入時の合併症として，不整脈・心タンポナーデ・気胸・副交感神経である迷走神経反射などがありますが，局所麻酔症例時は麻酔科医がいないため，合併症が生じた際には看護師が速やかに対応する必要があります。
- 迷走神経反射は恐怖や痛みなど精神的なことが要因で起こり，血圧低下・顔面蒼白・気分不良・嘔吐・失神などといった症状がみられます。痛みや恐怖は交感神経が優位に働き，心拍数上昇とともに血圧も上昇しますが，過度な緊張で副交感神経が逆に優位になった状態であり，心拍数が低下し，血圧が低下します。
- 術中，医師は患者の表情をみることができないため，患者の様子はQRSのモニター音で判断しています。モニター音で患者の状態を把握はしてはいますが，患者の状態に変化がみられた場合には医師にその都度声をかけ，対応を仰ぐことが大切です。
- 迷走神経反射で血圧低下がみられた際は，まず初めに十分な補液を行います。改善がない場合には硫酸アトロピンを末梢静脈ラインから投与します。硫酸アトロピンには迷走神経を遮断する効果があります。しかし，過剰投与してしまうと頻脈・心悸亢進などの副作用があるため，硫酸アトロピンを投与する際は，医師と量を確認したうえで投与する必要があります。
- また，術中の不整脈に備えておくことも重要です。リードの挿入時に心室期外収縮が引き金になり心室頻拍，心室細動が生じることもあります。除細動器の使用法を熟知しておく必要があります(図1)。また，突然の心停止にも注意が必要です(図2)。
- リード操作により一過性に心停止する場合があります。完全房室ブロックで心室からの補充調律で心拍を補っていたのにリードによる心室期外収縮により補充調律が抑制されてしまうことや，もともと左脚ブロックであっ

た患者がリード操作により右脚ブロックを合併することなどが原因です。このような場合には、速やかに除細動器のペーシング機能を用いて体外ペーシングを開始する必要がありますから、除細動器のペーシングの使用法も緊急に備えて知っておく必要があります。

●心停止のリスクの高い症例においては、使い捨ての除細動パッドをあらかじめ患者に貼って備えておくことも重要です。

(朝長亜純)

図1　体外式除細動器のスイッチ
頻拍、徐脈双方に対する使用法を熟知しておく必要がある。

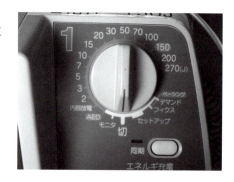

図2　ペースメーカ植込み中に生じた完全房室ブロック

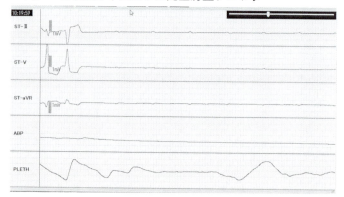

①患者のそばから離れず、気持ちを表出しやすい環境づくりをする。
②患者の思いを代弁し、医師に伝える。
③合併症の予兆をモニターと患者の表情を並行して観察し、アセスメントする。
④合併症発症時を常に考え、対応できるようにする。

Ⅱ 今さら聞けないペースメーカ手技

Question 51 術中のペースメーカ設定を依頼されました。対応を教えてください

- 手術室で使用するME機器のなかでペースメーカに影響を与える代表的なものに電気メスがあります。
- 術中のペースメーカ植込み患者への電気メスの使用はペーシングを抑制するだけではなく，ペースメーカ本体の故障やリード損傷の原因となることがあります。

手術部位

- 電気メスの電磁障害を受けやすい手術部位は，植込み位置に近い頸部と胸部です。
- 頭部や腰部より尾側の手術では電磁障害による影響は比較的少ないですが，十分なモニタリングが必要です。
- 手術部位と対極板の間にペースメーカを挟まないように，対極板の装着位置を調整します（図1）。

設定変更

- 基礎疾患が房室ブロックでペースメーカ依存患者であればVOO（またはDOO）モード，洞不全症候群で房室伝導障害がない場合はAOOモードを推奨します。
- 非同期モードでは自己脈との競合の結果spike on Tから致死性不整脈をまねく恐れがあるため，自己脈を抑制する目的で高めのレートに設定することがあります。
- ペーシング率が低い患者は設定変更を必要としない場合があります。

電磁干渉

- ペースメーカは自己脈との競合を避けるために抑制型デマンド機能(VVIモードなど)を備えており，電気メスから発せられるノイズを心臓の電気的活動と誤認識しペーシングを抑制してしまいます(図2)。
- ペースメーカ本体に直接電流が流れ込むことによって，プログラムがリセットされることやバックアップモードに切り替わる可能性があり，場合によっては故障の原因となります。
- 連続したノイズが検出された場合，防御機能が働き非同期モードに切り替わることがあります(ノイズリバージョン)。

(青木香織，後藤　武)

図1　対極板の貼付場所

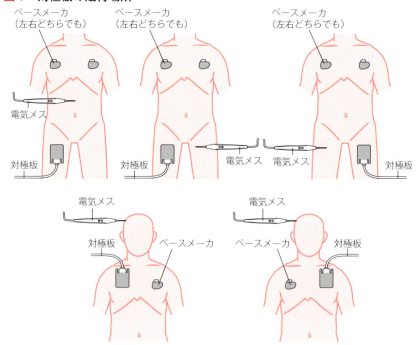

図2　電磁干渉

電磁干渉を受け，ノイズを自己心室波と誤認識し，ペーシングが抑制されている（○）。
心内マーカー：心室ペーシング（V），心室センシング（R）。

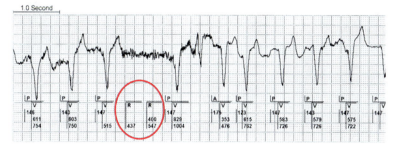

①バイポーラ電気メスは構造上生体内を電流が流れることは少ないことから，電磁干渉は起こりにくいです。
②電気メスの出力は最低限に抑え断続的な使用が望まれます。電気メスを使用中にペースメーカへなんらかの影響を与えている可能性がある場合は使用を中止します。

II 今さら聞けないペースメーカ手技

Question 52
リード追加が必要な症例ですが鎖骨下静脈が閉塞していました。どうしたらよいでしょうか？

- デバイス植込み後の鎖骨下静脈の血栓性閉塞の頻度は，30〜45％と報告されています[1]。
- 当院でリード追加前に静脈造影を施行した連続187例の解析では閉塞を認めた症例は25例(13％)，高度狭窄は21例(11％)でした。静脈閉塞，狭窄を合併しても多くは無症候性のため，術前に静脈閉塞を予測するのは困難です。そのため，リード追加が必要な症例では術前の静脈造影が有用です。
- 新規植込み症例であっても，左上大静脈遺残(persistent left superior vena cava；PLSVC)症例などで無名静脈が欠損していることがあるため，当院ではポケット作成前に静脈造影を施行しています。
- 鎖骨下静脈閉塞を認めた場合の対処法としては次の4つが考えられます。
  ① 対側から留置する
  ② 外科的に心外膜リードを留置する
  ③ balloon venoplastyを行う
  ④ リード抜去した後，同側から新規リードを留置する
- 対側から新規リードおよびジェネレーターを挿入する方法が一般的ですが，閉塞側の既存リードと併用する場合は，トネラーで皮下トンネルを作成しリードエクステンダーを用いて既存リード側に導く必要があります(図1)。ただし，手技が煩雑になる分，感染などのリスクが増すことが予想されます。
- 若年者では将来のために対側の静脈を温存しておくことを考慮する必要もあり，リード抜去の適応と患者背景から総合的に方針を決定することが重要です。対側からリードを追加する場合は，リード本数に注意が必要です。上大静脈(superior vena cava；SVC)を5本以上リードが通過する場合はclass IIaのリード抜去適応があります[2]。なお，皮下トンネル作成に際しては，十分な鎮痛が必要です。鎮静や，全身麻酔下の手術を考慮します。
- その他，心内膜リードを留置する方法として，内頸静脈のカットダウン，小開胸による右房直接穿刺法も報告されています[3]。

●心外膜リード留置には専用の縫合固定用リードまたはscrew-inリード(図2)を使用します。これらをトネラーで腹部へ導くか，既存の経静脈リードと併用する場合には胸部まで誘導します。

図1　トネラー(a)とリードエクステンダー(b)

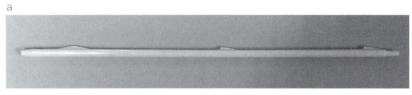

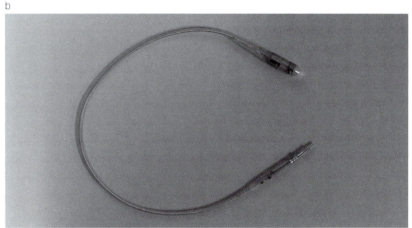

図2　心外膜用の縫合固定用リード(a)とscrew-inリード(b)

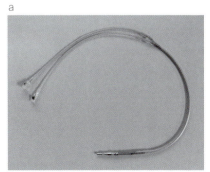
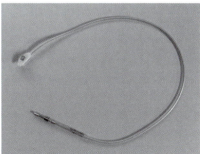

> **Question 52**
> リード追加が必要な症例ですが鎖骨下静脈が閉塞していました。どうしたらよいでしょうか？

●当院の静脈閉塞症例25例のうち，対側からリード追加を行った症例は22例でした．そのうち，4例では皮下トンネルを作成して閉塞側のリードと併用しました(図3)．レーザーシースによるリード抜去後に，同側からリード追加を行った症例は3例という結果でした． (和田　暢)

図3　左側から留置していた心房リードを，皮下トンネルを介して右側に導き，新規リードと併用している

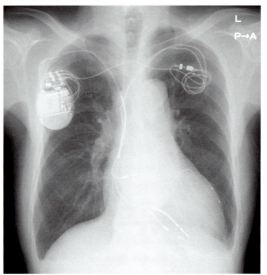

文献
1) Spittell PC, Hayes DL: Venous complications after insertion of a transvenous pacemaker. Mayo Clin Proc 67: 258-265, 1992.
2) Wilkoff BL, Love CJ, Byrd CL, et al: Transvenous lead extraction: Heart Rhythm Society expert consensus on facilities, training, indications, and patient management: this document was endorsed by the American Heart Association (AHA). Heart Rhythm 6: 1085-1104, 2009.
3) Molina JE: Surgical options for endocardial lead placement when upper veins are obstructed or nonusable. J Interv Card Electrophysiol 11: 149-154, 2004.

リード追加が必要な場合，術前に静脈造影を行い，①同側植込み，②対側植込み，③リード抜去によるリード交換のうち，ベストな方法を検討することが重要です．

Ⅱ 今さら聞けないペースメーカ手技

Question 53

tinedリードが引っかかり操作不能です。抜くこともできません！どうしたらよいでしょうか？

- tinedリードが何かの拍子に心腔内の構造物に引っかかり抜くことができない。一度はこのような経験をされて肝を冷やしたことがあるのではないでしょうか。これはtinedリードまたは格納式でないscrew-inリードで生じやすく，避けがたい問題です。
- 図1に示すように，心腔内にはリードを引き戻したときにtineが引っかかるような構造物が多く存在します。臨床的には三尖弁の腱索が引っかかることが多いですが，多くの場合軽く抵抗を感じるくらいまで牽引しているうちにはずれます。
- ここで注意すべきは，リードがはずれないからといって，リードボディーを回したり，曲げたスタイレットを挿入して試してみる，といった試みをしないことです。
- 構造から考えて，リードは奥に進むが引き戻せない状態にあります。tine部分の巻き込みが複雑になればなるほど単純牽引でははずれなくなります。冷静さを失わず，真っ直ぐなスタイレットを挿入し，リードを回さずに少し進めて引きもどす，という操作を繰り返しているうちにはずれることがほとんどです。はずれないからといって力任せに引っ張ることは，三尖弁機能不全などの障害をもたらす可能性があり避ける必要があります。
- 筆者の経験で心房リード（J型tinedリード）が心房内で引っかかり，どうしてもはずすことができずに操作不能となったことが一度だけあります。図2にX線の側面像を示しますが，→で示すのが引っかかったリードです。心房の後面で引っかかっていることがわかります。
- 図1の構造物と比較して考えると，筆者らは冠静脈洞開口部のThebesian弁に引っかかったのではないかと推察しています。この症例ではリードはそのまま遺残させて，別の心房リードを挿入して手技を終了としました。
- どこにどのように引っかかっているのかをよく考え，対応することが重要です。また，どうしてもはずれない場合には，放置することのリスクと無

理に引っ張るリスクを比較し決断する必要があります。
- 万が一の場合には緊急で外科的な処置を必要とする可能性があります。外科医との相談も重要です。 　　　　　　　　　　　　　　　　　（岡村英夫）

図1　tineが引っかかりやすい心腔内の構造物

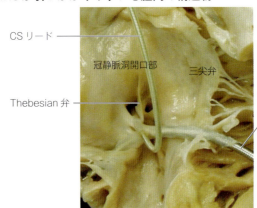

図2　心房リードが心房内で引っかかった例

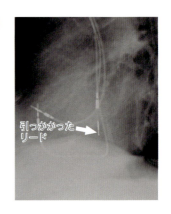

> **Point**
> ①tinedリードが引っかかった場合には，リードを回さず，真っ直ぐなスタイレットを挿入してリードの出し入れを繰り返すことをお勧めします。
> ②どうしてもはずれない場合には，リードを残して新たなリードを追加することも選択肢の一つです。心臓外科医との相談も重要です。

II 今さら聞けないペースメーカ手技

Question 54

右室にリードを留置しようとしても，三尖弁逆流のためか心房に跳ね返されてしまいます。どうしたらよいでしょうか？

- ペーシングリードを右室内に留置する際に，右房内にカテーテルが反転してしまいなかなか三尖弁を越えてリードを挿入できない，といった状況をときに見かけます。
- このような留置困難なケースとしては，①心臓が横向きに寝ている横位心の場合，②右房が高度に拡大している場合，そして③高度の三尖弁逆流のためにリードが右房に押し戻されてしまう場合，などが考えられます。

対処法（図1～3）

- このようなケースで最も大切なことは，三尖弁輪の位置を正確に把握することです。通常の右室リード留置手技の感覚に慣れていると，無意識のうちに実際の三尖弁の位置よりもかなり手前（右房内）に三尖弁の位置を想定して手技を行ってしまうことが多く，手技に難渋してしまいます。右房の大きさや三尖弁の位置・形状・向きの把握が困難な場合には，右房・右室造影によって解剖学的情報を把握するのも一つの方法です。
- 三尖弁輪付近になかなかリードが近づかない場合には，やや固めのスタイレットを用いて上大静脈付近に相当するスタイレット部分にカーブを追加すると，リード操作のバックアップが得られリードをコントロールしやすくなることがあります（穿孔にはくれぐれも注意が必要です）。
- 高度の三尖弁逆流を認める場合には，吸気後に息止めをしてもらうことで（Valsalva手技），胸腔内圧が上昇し静脈還流量が減るためにリードが挿入しやすくなることがあります。同時に横隔膜が下がることで心尖部位置も低下し右室内へリードを運びやすくなります。
- 術前に前述の状況が予想される場合は，心室リードとしてscrew-inリードを選択することで，右室心尖部までリードが進みにくい場合でも心室中隔などへ留置部位を変更することができます。また，三尖弁逆流によりリー

ドがdislodgeしてしまうリスクを軽減することにもつながります。
● どうしても三尖弁を通過させての心室リードの留置が困難な場合には，冠静脈リード（左室リード）への変更も考慮します。　　　　　　　（関口幸夫）

図1　高度三尖弁逆流症例（術前）
心エコー上，高度の三尖弁逆流を認める（→）。

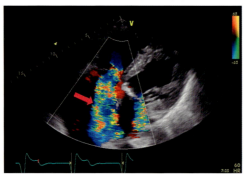

図3　術後胸部X線（図1と同一症例）

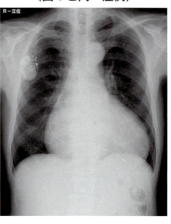

図2　ペーシングリード挿入（図1と同一症例）
高度右房拡大も認められ，screw-inリードを用いて右室心尖部へ心室リードを留置した。三尖弁輪部位置を→で示す。

a：正面

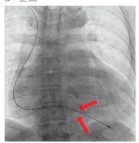

b：左前斜位

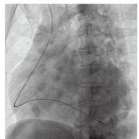

c：右前斜位

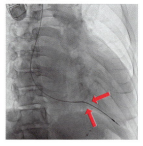

①最も大切なことは三尖弁輪の位置をしっかりと把握することです。
②スタイレットの形状を心臓の形態に合わせて作成します。

Question 55 心外膜リードでのペースメーカ植込みを依頼されました。コツを教えてください

心外膜リードの理由

●心外膜リードでのペースメーカ植込み術を依頼された場合,理由としては次のようなものが考えられます。
　①上大静脈や鎖骨下静脈の閉塞
　②三尖弁人工弁置換後
　③前胸部の皮膚疾患や感染
　④乳房全摘出後など,経静脈的挿入では上肢のリンパ浮腫出現の恐れがあるもの

術前検査

●術前検査としては,次のものを含むべきです。
　①胸部CT:胸壁と心臓の位置関係を確認
　②血液検査や内服薬の確認:出血傾向の把握

アプローチ

●望ましいペースメーカのタイプと,術前CT画像を検討しアプローチを決定します。全身麻酔が望ましいです。

心窩部切開(図1)

●多くの場合,心窩部を切開し剣状突起を切除することで,左室の横隔膜面と右房にアプローチしてリードを留置することができます。視野が悪い場合は,胸骨下部をリュエルなどで切除して視野を確保します。低侵襲心臓手術(minimally invasive cardiac surgery;MICS)用の持針器やノットプッシャーがあると,深い部位での操作が容易となります。

左開胸(図2)
- 心臓が大きかったり，左側に変移している症例では左開胸で，左室右室と左心耳にリードを留置することができます。術前にCTなどで切開部を検討しておけば，肺分離換気を要することは少ないです。肋間切開後に心膜切開，視野が悪ければ肋骨の切断も考慮します。冠動脈を確認しその損傷を避けます。また前下行枝を確認して，右室と左室を同定しリード留置部を決定します。

リードタイプ：リードタイプの選択

スーチャレス(screw-in)と縫合縫着型
- スーチャレス(screw-in)のほうが留置操作は簡便ですが，留置部位は術野からほぼ垂直にアプローチできる必要があります。術野から垂直にアプロー

図1 心窩部切開で，右房にバイポーラの縫合縫着型リード，右室にバイポーラのscrew-inリードを留置
60歳代．女性。両側前胸部ペースメーカポケット感染後。

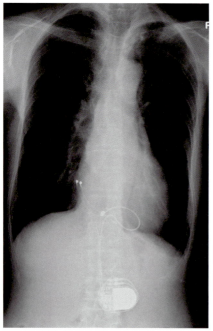
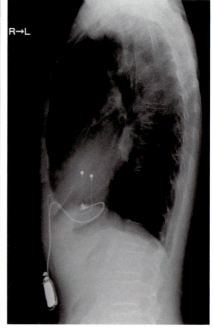

チできない部位では，縫合縫着型で対応できます．そのような場合は，深い部位での縫合縫着操作が必要となることが多く，MICS用の長い持針器やノットプッシャーが有用なことがあります．

ユニポーラとバイポーラ

●腹壁筋のtwitching予防のためにはバイポーラのほうが望ましいですが，縫合縫着型のバイポーラは2カ所固定を要するため，視野が悪い場合には留置困難なこともあります．

ステロイド溶出型リード

●心外膜リードは心内膜リードに比べ，遠隔期の閾値上昇が問題となることが多いですが[1-3]，ステロイド溶出型リードは，長期にわたり閾値上昇を防げるとされています[4,5]．

図2 左第四肋間切開で，左心耳と左室にそれぞれにバイポーラの縫合縫着型リードを留置
70歳代．女性．両側乳癌手術後．

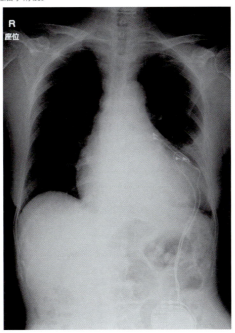

縫着部位

- 心室内伝導障害が強い患者では特にリード位置により大きく心機能に差が出ることがあります。一般的に心尖部より心基部付近が望ましいとされます。また，動脈ラインや中心静脈ラインで血行動態をダイナミックにモニタリングしながらよい部位を探すことが望ましい場合があります。
- 心臓手術後などで心外膜の肥厚がある場合，閾値が高くなりやすいですが，心外膜を貫いて心筋にアプローチできるscrew-inタイプが有効である場合があります。

皮下トンネルとポケット位置

- ポケットは左右どちらかの季肋部の腹壁筋膜直上に作成します。肋骨とジェネレータの圧迫により痛みが生じることがあるので，前屈時にも十分肋骨と離れた部位とします。
- 心臓に留置したリードは皮下トンネルを通してポケットへ誘導し，抜去事故を防ぐため少し余裕をもたせて横隔膜や筋膜に固定します。

（佐藤俊輔，藤田知之，小林順二郎）

文献

1) Cohen MI, Bush DM, Vetter VL, et al: Permanent epicardial pacing in pediatric patients: seventeen years of experience and 1200 outpatient visits. Circulation 103: 2585-2590, 2001.
2) McLeod CJ, Attenhofer Jost CH, Warnes CA, et al: Epicardial versus endocardial permanent pacing in adults with congenital heart disease. J Interv Card Electrophysiol 28: 235-243, 2010.
3) Bakhtiary F, Dzemali O, Bastanier CK, et al: Medium-term follow-up and modes of failure following epicardial pacemaker implantation in young children. Europace 9: 94-97, 2007.
4) Papadopoulos N, Rouhollapour A, Kleine P, et al: Long-term follow-up after steroid-eluting epicardial pacemaker implantation in young children: a single centre experience. Europace 12: 540-543, 2010.
5) Odim J, Suckow B, Saedi B, et al: Equivalent performance of epicardial versus endocardial permanent pacing in children: a single institution and manufacturer experience. Ann Thorac Surg 85: 1412-1416, 2008.

①アプローチは心窩部または左胸部。
②MICS手術器械があれば，より容易となる場合があります。

Question 56 II 今さら聞けないペースメーカ手技

交換術を依頼されました。ポケットは取ったほうがよいのでしょうか？

- 長年議論されてきた問題です。新規の手術に比較して，交換の手術は感染率が高いことが知られています[1]。
- 感染症例ではない交換術であっても，その培養液からは菌が検出される，という報告もあります[2]。こうした背景から，ポケット組織は感染の温床になるのではないか，という意見があります。
- 図1に植込み型除細動器（implantable cardioverter defibrillator；ICD）交換時にポケット組織を取り出した症例を提示します。多量のポケット組織がみられますが，ポケットを取り出した後にはフレッシュな筋肉組織が露出しています。こうすれば抗菌薬の効果も十分発揮されるのではないか，と期待されてきました。
- 一方で，ポケットを取り出すことは血腫形成のリスクが増えるのではないか，ということも懸念されてきました。そこで，ポケットを取り出すか取り出さないかをランダマイズした前向き試験が行われ，結果が報告されました。
- MAKE IT CLEANと名付けられたこの試験は，感染の発生には差がなく，ポケットを取り出した群で血腫形成のリスクが高かったという結果を示しました[3]。多施設共同研究ですので，ポケットの取り出しに慣れていなかったのでは，という見方もあるかもしれませんが，過去にポケット取り出しが感染を減らす，というエビデンスはなく，現時点でポケットの取り出しを積極的に勧める根拠はないといえます。
- ただし，ポケット組織を取り出すことはほかにもよい点があります。不要な組織がなくなる分，次の新しいデバイスがゆとりをもってポケットに収納される，というメリットがあげられます。
- エビデンスも踏まえて考えると，ポケットを広げるために古いポケット組織を一部切り開き，しっかり止血を行う，というのも妥当な対応かと思われます。
- なお，ポケット取り出しのもう一つのデメリットはリード損傷のリスクです。植込み後20年以上経過したような古いリードは，ポケットを取り出す

だけで被膜が損傷することがあります。
- こうしたことを考慮し，ポケットを取り出すかどうかを個々の症例で判断する必要があるといえます。

(岡村英夫)

図1 ICD交換時にポケット組織を取り出した症例

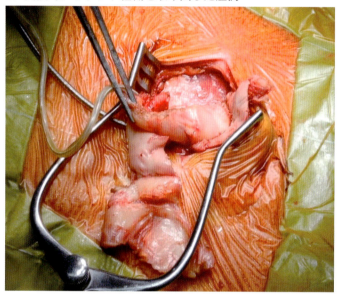

文献

1) Johansen JB, Jørgensen OD, Møller M, et al: Infection after pacemaker implantation: infection rates and risk factors associated with infection in a population-based cohort study of 46299 consecutive patients. Eur Heart J 32: 991-998, 2011.
2) Rohacek M, Weisser M, Kobza R, et al: Bacterial colonization and infection of electrophysiological cardiac devices detected with sonication and swab culture. Circulation 121: 1691-1697, 2010.
3) Lakkireddy D, Pillarisetti J, Atkins D, et al: IMpact of pocKet rEvision on the rate of InfecTion and other CompLications in patients rEquiring pocket mAnipulation for generator replacement and/or lead replacement or revisioN (MAKE IT CLEAN): A prospective randomized study. Heart Rhythm, 2015 (in press).

①ポケットの癒着組織を取り除くことが感染の予防につながるという積極的なエビデンスはなく，感染防止の観点からは必須とはいえません。
②ポケット組織を取り除くことで新たなデバイスをゆとりをもって入れることが可能です。癒着を取り除く場合には止血を確実に行い，リード損傷に気をつける必要があります。

Question 57 II 今さら聞けないペースメーカ手技

交換術の際に電気メスがリードに触れてしまいました。大丈夫でしょうか？

- リード絶縁被膜の損傷が危惧されます。
- 電気メスは，高周波電流を流して発生するジュール熱により切開・凝固を行うもので，熱損傷が主体となります。リードを被覆する絶縁体の材質によって耐熱性が異なることを知っておく必要があります。

リードの絶縁材質と耐熱性

- リードを被覆する絶縁体には，ポリウレタン，シリコン，コポリマー（ポリウレタンとシリコンの合材）があります。
- 一般的に用いられている電気メスの作動温度は，200～350℃です。
- シリコンの融点は300℃以上であるのに対して，ポリウレタンの融点は185～225℃と低いため，熱損傷を受けやすい順に，ポリウレタン，コポリマー，シリコンとなります（表1）。
- 実験的にも，同じ条件で比較するとシリコンリード（図1a）に比べてポリウレタンリード（図1b）では，明らかに熱損傷が大きいことがわかります[1]。
- さらに，電気メスをリードに対して平行に使用した場合よりも垂直に使用した場合において，より損傷を生じやすいことが報告されています[1]。また，凝固モードより切開モードで絶縁損傷を生じやすいと考えられています。

絶縁損傷によってどうなるか？

- 絶縁損傷のみであれば，リード損傷部を組織から離した状態で計測している限り，計測値は正常範囲内にあります。まれに，電気メスのブレードが直接リードケーブルに接触しケーブルに電流が流れた場合，リード電極周囲の心筋が焼灼されて異常値となる可能性があります。
- 一方，絶縁損傷したリードをポケット内に格納すると，組織とケーブルが

直接または体液を介して接触するため,ノイズによるオーバーセンシング,筋肉のtwitchingなどを生じえます。

PEAK PlasmaBlade®

- PEAK PlasmaBlade®(メドトロニック社製)は,高周波エネルギーが組織に接触したときに発生するプラズマを介することにより,従来よりも低い動作温度での切開・凝固が可能となった,新しいモノポーラタイプの電気メスです(図2)。
- 動作温度が40〜170℃と低いため,熱損傷のリスクが低減します(図3)[2,3]。
- 近年,海外ではデバイス交換時に,従来の電気メスに代えて積極的に使用され始めており,わが国での速やかな導入が期待されます。　　　　(森島逸郎)

表1　リードの絶縁材質と耐久性

	シリコン	コポリマー	ポリウレタン
	熱硬化性樹脂,融点>300℃	シリコンとポリウレタンの合材	熱可塑性,融点185〜225℃
耐熱損傷性	○	△	×
耐機械性損傷性	×	△	○

＊電気メスの作動温度:200〜350℃

図1　同条件での電気メスによるリード絶縁損傷の比較(文献1より引用)

a:シリコンリード　　　　　　　　　b:ポリウレタンリード

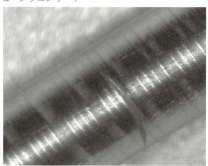 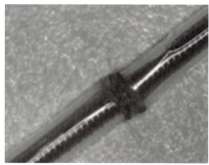

図2　PEAK PlasmaBlade®

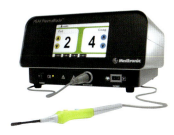

図3　皮膚切開部の組織像(文献2より引用)
PEAK PlasmaBlade®を用いると，切開面に凝固壊死領域(→←)がほとんど認められない．従来の電気メスを用いた場合との違いは明らかである．

a：PEAK PlasmaBlade®　　　　　b：ポリウレタンリード

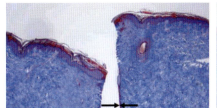
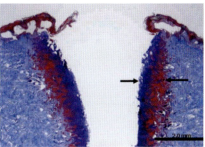

文献
1) Lim KK, Reddy S, Desai S, et al: Effects of electrocautery on transvenous lead insulation materials. J Cardiovasc Electrophysiol 20: 429-435, 2009.
2) Loh SA, Carlson GA, Chang E, et al: Comparative healing of surgical incisions created by the PEAK PlasmaBlade, conventional electrosurgery, and a scalpel. Plast Reconstr Surg 124: 1849-1859, 2009.
3) Kypta A, Blessberger H, Saleh K, et al: An electrical plasma surgery tool for device replacement - Retrospective evaluation of complications and economic evaluation of costs and resource use. Pacing Clin Electrophysiol 38: 28-34, 2015.

①リードを剥離する際には，電気メスの発生する熱による絶縁被膜損傷に細心の注意を払う必要があります．

②特に熱損傷に弱いコポリマーやポリウレタン素材のリードの場合，リードに近接した領域での電気メス操作は避けるべきでしょう．

Ⅱ 今さら聞けないペースメーカ手技

Question 58

交換術をしていたらリードの被膜損傷を発見しました。どうしたらよいでしょうか？

- 初回ペースメーカ植込み後，長時間が経過している症例では，ジェネレータ交換時にリード被膜の変色や損傷を認めることは少なくありません。あらかじめリード抵抗値が経時的な低下があり，被膜の損傷を想定していた症例では準備もできますが，抵抗値などに問題ないケースではその場での判断に迫られることになります。
- このような場合でも，多くの場合はリード被膜の修復により継続使用が可能であり，交換術を行う際にはあらかじめ修復法を学んでおく必要があります。
- リードを継続して使用できるかどうかについては，術中にリードの電気的検査を丹念に行い，ペーシング閾値や抵抗値に問題ないこと，センシング値に問題がないこと，リードの曲げ伸ばしでノイズが入らないことなどを確認する必要があります。特に，==ペーシングに依存している症例の心室リードを修復して使用するかどうかは注意深く判断する==必要があります。

■ リード修復に必要な機材

- リード修復を行うためには，次の物品を手術室に常備しておく必要があります。
  ①リード修復キット（シリコンチューブ，メディカルアドヘッシブ）
  ②2.5mLのシリンジ1本
  ③サーフロ針の外筒
  ④ナイロン糸

■ リード修復の実際

- リード修復の具体的なデモンストレーションを**図1**に示します。

①リード被膜に破綻を認めた際，内部の導線には問題ないことを丹念に確認。
②被膜破損部の長さよりやや長めにシリコンチューブを切断し，縦に割線を入れて被膜破損部に被せる。
③修復キット付属のメディカルアドヘッシブ（糊状になったシリコン）を2.5mLのシリンジに充填し，先端にサーフロ針の外套を取り付ける。
④被せたシリコンチューブ内にまんべんなくアドヘッシブを注入する。
⑤チューブの頭側および尾側を，それぞれ1カ所ずつナイロン糸で縛る。
⑥再度リードのチェックを行い，電気的に問題ないかを確認する。

リード修復の一例

- 当院でリードの修復を行った症例を提示します（図2）。
- 30歳代女性，QT延長症候群の診断で10年前に初回DDD-ICD植込み術を施行。今回ジェネレータ交換施行時にポケット内の心房リードの被膜に破損を認めたため，シリコンチューブを用いた修復を行い，以後1年以上問題なく経過しています。

（真中哲之）

図1 リード被膜損傷の修復法
a：リード被膜に破損を認める（→）ときには，内部の導線に破損がないことを丹念に確認する。
b：適切な長さに切断したシリコンチューブを被膜破損部に被せる。
c：シリンジに充填したメディカルアドヘッシブを被せたシリコンチューブ内に注入する。
d：シリコンチューブの両端をナイロン糸で縛る。

a
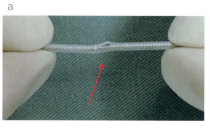

b
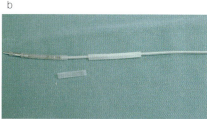

c
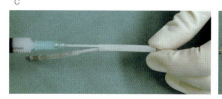

d
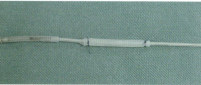

図2　術中リード修復の一例

30歳代，女性。植込み10年後に行ったジェネレータ交換術時にペーシングリードの修復を行った。
a：コネクターより3cm程度離れた心房ペーシングリードの被膜に破損を確認した。リードチェックを行い，電気的には問題なく使用可能であることを確認し，継続使用する方針とした。
b：シリコンチューブを被せ，内部にメディカルアドヘッシブを注入。
c：チューブの両端をナイロン糸で結紮。

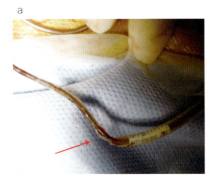
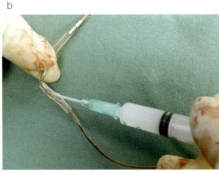
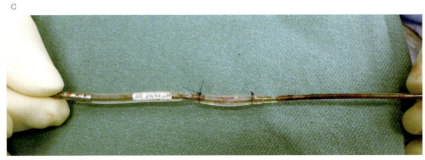

①リードに破損を認めても，被膜のみの損傷であれば修復が可能です。
②継続して使用するときには丹念に電気的検査を行い，内部の導線に問題がないことを確認する必要があります。

II 今さら聞けないペースメーカ手技

Question 59 ポケットからの止血に難渋します。コツを教えてください。ドレーンは入れたほうがよいのですか？

- ポケット出血を防ぐ方法は出血させないこと，十分な止血をすることが重要です。

出血させないために重要なこと

出血傾向のコントロール
- 抗凝固療法下の症例は，循環器学会ガイドライン[1]に従います。

正しい位置でのポケット作成
- ポケットは，大胸筋筋膜上に作成します。前胸部では皮膚，皮下組織の次には広頸筋を含む浅筋層が存在し，その次に大胸筋筋膜が出現します。大胸筋筋膜はその付着部（胸骨，鎖骨側）では硬く厚いですが筋腹上では薄く，大胸筋が透見できます。広頸筋を含む浅筋層は胸骨，鎖骨に付着せず頸部から左右乳頭レベルの皮下に連続します[2]（図1）。多くの内科医が広頸筋を含む浅筋層の存在を認識せず，これを大胸筋の筋膜と誤認して浅筋層上の皮下にポケットを作成しています。
- 大胸筋筋膜を貫いてくる穿通枝は，傍胸骨線上の内胸動脈起始の肋骨上縁枝と前腋窩線に存在する長胸動脈の枝が主で，その間に作成するポケット作成部ではまれです[3]（図2）。そのため，正しい位置でポケットを作成すれば出血しません。浅筋層上は血管が豊富で，ここにポケットを作成しようとすると容易に出血します。
- 皮下のペースメーカ本体は皮膚圧迫壊死，感染を生じやすいです。実際当院に紹介されるペースメーカ感染症例のほとんどが，この浅筋層上にポケットが作成されています。

止血の方法

- 止血法には縫合止血，電気メス凝固が主となります。
- まず出血部の同定が重要です。直視できない場合，ポケット内に白ガーゼを入れておき，しばらくしてから取り出し出血で汚れている部位を確認し，出血部を同定します。
- 電気メス凝固の場合，出血している状態で通電すると血液に放電され血液が炭化します。炭化組織で覆われると電流が流れなくなり，周辺組織の蛋白変性が起こらず血管断端の止血が完成しません。電気メス先端を通電しながら出血している組織に近づけると，放電が生じ，組織が切れて止血さ

図1　浅筋層と大胸筋（文献2を参照して作成）
a：前胸部には広頸筋を含む浅筋層が大胸筋より表層に存在する。
b：大胸筋の筋膜は筋腹が透見できる薄い膜で頭側は鎖骨，正中側は胸骨に付着する。

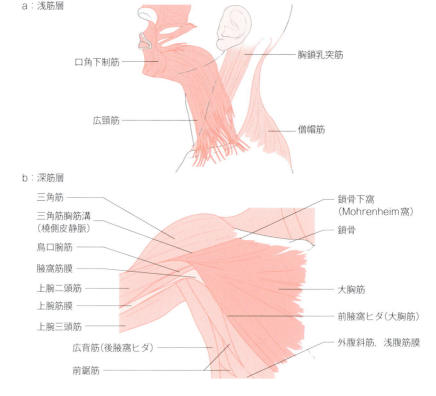

れません。出血部を含む組織を鑷子などでつまみ，無血状態で鑷子にカットモード通電します。これで止血されない場合出血部を含んだZ縫合を行うか，soft mode（ERBE社）の止血が効果的です。
- 皮下の出血は前述の正しい位置にポケットが作成されれば，浅筋層同士をしっかり縫合することで止血され，ポケット内に溜まることはありません。
- 正しい位置にポケットが作成され，十分な止血が得られればドレーンは不要と考えます。
- 正しい位置のポケットの出血だけに関すれば術後圧迫も不要です。

（中井真尚）

図2　大胸筋筋膜を貫く主要動脈の位置（文献3を参照して作成）
大胸筋は傍胸骨線と外側，前腋窩線の前鋸筋から出る動脈が主で，ポケット作成部には血管は乏しい。

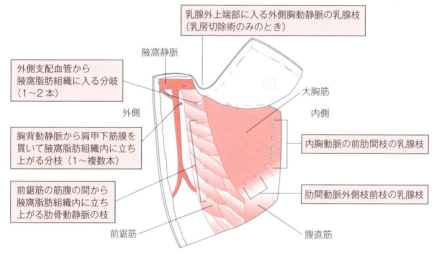

文献
1) 循環器病の診断と治療に関するガイドライン（2008年度合同研究班報告）：循環器疾患における抗凝固・抗血小板療法に関するガイドライン（2009年改訂版）．
http://www.j-circ.or.jp/guideline/pdf/JCS2009_hori_h.pdf
2) プロメテウス解剖学アトラス．医学書院，東京．
3) 福富隆志：乳癌手術ビジュアルテキスト．中外医学社，東京．2009．

①正しい大胸筋筋膜上は，乳腺外科医師に確認してもらいましょう。
②正しい位置のポケットはほぼ出血しません。

Question 60

II 今さら聞けないペースメーカ手技

交換術の際，前回の手術創の上で切開するのが不安です。コツを教えてください

- 近年，デバイス交換後の感染トラブルが増加しています。
- 交換術においては，創傷治癒をいかに良好に進めるかという視点が大切です。前回切除部の瘢痕組織をすべて除去するように同部を切開します。

交換時に初回切開線と並行して切開することのデメリット

- 皮膚に並行する2本の切開線を形成すると，切開線間の領域では，切開線を横切る方向での血流供給が途絶え，切開線間の両脇からのみの血流に依存することになります（図1a）。
- 皮膚の血行不良は，創傷治癒の障害要因となり，形成外科的にはこうした切開はタブーとされています。実際，交換後の皮膚壊死はこの領域によく認められます（図1b）。また，審美的にも，交換後の瘢痕線が複数あることは望ましいことではありません。

皮膚切開の実際

① 前回の切開線周囲の瘢痕を確認します（図2a）。
② 瘢痕周囲1〜2mm外側で瘢痕を取り囲むように正常皮膚上にマーキングします（図2b）。
③ マーキングの上を，円刃を用いてスピンドルに瘢痕切除します（図2c）。
④ 瘢痕部がデバイス本体より頭側にある場合には，リード損傷に注意が必要です。この場合，皮膚を尾側方向に引っ張り，本体を頭側に押すことで本体上に瘢痕をずらし切開します。
⑤ モスキートで皮下組織をすくい，持ち上げた皮下組織を電気メス凝固モードあるいは円刃で切開し，剥離を進めるとリードを保護できます（図2d, e）。
⑥ 瘢痕による皮膚緊張が解除され，きれいに創が開きます。スピンドルに切

除することで，ポケットの間口は広くなり，その後の剥離操作やデバイス本体の入れ替えも容易となります(図2f)。

図1　交換時の切開線

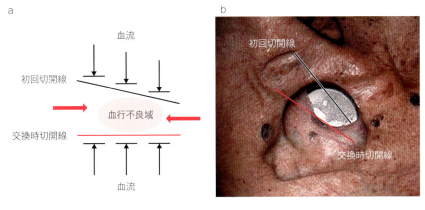

図2　皮膚切開

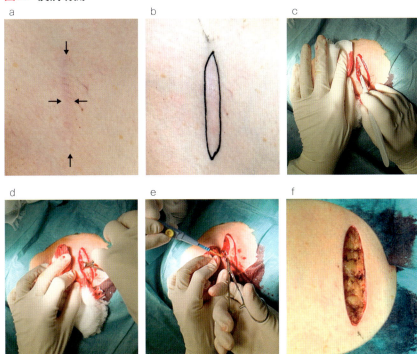

⑦瘢痕をすべて取り除いた後は，正常皮膚同士の縫合となるため，創傷治癒が良好となります．
⑧将来的には，新しい電気メスであるPEAK PlasmaBlade®(メドトロニック社製)を用いることにより，この操作はより安全になります[1][Q57(p174)参照]．

形成外科医が勧める創閉鎖

- 3層で縫合します．糸は4-0 PDS®(ジョンソン・エンド・ジョンソン社製)を筋膜皮下組織，5-0または4-0 PDS®を真皮縫合，5-0ナイロン糸を皮膚縫合に使用します(すべてモノフィラメント糸)．
- VICRYL®(ジョンソン・エンド・ジョンソン社製)などの編み糸は，縫合糸膿瘍をきたしやすいとされており，使用を避けています．

〈森島容子，森島逸郎〉

文献
1) Loh SA, Carlson GA, Chang E, et al: Comparative healing of surgical incisions created by the PEAK PlasmaBlade, conventional electrosurgery, and a scalpel. Plast Reconstr Surg 124: 1849-1859, 2009.

前回手術瘢痕の周囲1〜2mm外側を取り囲むように正常皮膚上にマーキングし，その上をスピンドルに切開することで，すべての瘢痕組織を切除します．

Ⅱ 今さら聞けないペースメーカ手技

Question 61 ループレコーダー植込みでR波を大きく記録するコツを教えてください

- ループレコーダー（implantable loop recorder；ILR）は原因不明の失神における有用な診断ツールとして使用されています。USBメモリのような形状（長さ6cm×幅2cm×厚さ0.8cm程度）の小さなデバイスで心電図を記録するので，できるだけ心臓興奮のベクトルを大きく拾える部位に植込むようにします。
- しかし，心臓の向き，心臓興奮の向きは患者によってさまざまなので，必ず植込み前に本体を用いてベクトルチェック（図1）をくまなく行います。可能な限り，臥位だけでなく坐位でのベクトルチェックも行うようにします。
- ベクトルチェックでR波が最も大きく記録できる部位を確認したら，ILRを植込む部位にデバイスの形に沿って，あるいは，上端下端，左右端のすべての部位にしっかりとマーキングします。ここで1cmでも部位がずれてしまうと，R波が大きく違ってくる可能性があるのでベクトルチェックの結果に忠実にマークするようにします。

図1　ベクトルチェック

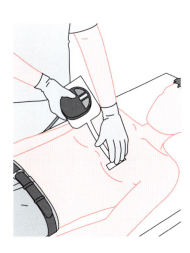

- 植込み部位の候補としては，左鎖骨中線，胸骨傍線，第一肋間腔，第四肋骨で囲まれたエリア（図2）とされていますが，胸下部（V_3領域）でも良好なR波が記録されることがあるので，この部位も含めて，縦・横・斜め，さまざまな方向にILRを配置してベクトルチェックを行います。
- 植込み時の最大のポイントは，<mark>小さめのポケットを作成し</mark>，ILR本体でポケットを広げるように植込み，電極と皮下組織が良好に接触するように心がけることです。ポケットのなかで本体が動くことのないよう緩みなく植込み，ノイズの混入を極力避けることで良好な記録が得られます（図3～5）。

（中井俊子）

図2　植込み推奨部位

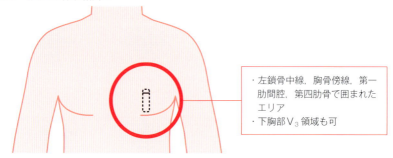

・左鎖骨中線，胸骨傍線，第一肋間腔，第四肋骨で囲まれたエリア
・下胸部V_3領域も可

図3　記録不良例

ポケットに余裕があり本体がわずかに動くことが確認された。ノイズが多く混入し頻拍と誤認識されている。

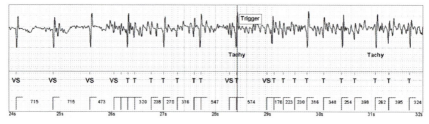

図4 記録例①

めまい，動悸症状を自覚し受診した。心拍数176bpmのnarrow QRS，R-R regularの頻拍が記録されており，後日，心臓電気生理学的検査にて心房粗動と診断，カテーテルアブレーションを施行した。

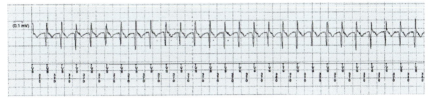

図5 記録例②

めまい出現時に一致して，5.6秒間の心停止が記録され，後日，ペースメーカ植込みを施行した。

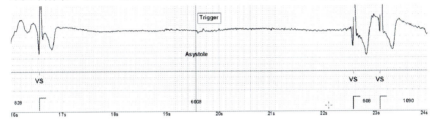

①良好な記録のためには，レコーダー本体と皮下組織が緩みなくぴったり接触するように植込むことが重要です。
②植込み部位は推奨されている部位にこだわらず，ベクトルチェックにて，最も大きな電位が記録される部位を選択します。

III

今さら聞けないペースメーカの
フォローアップ

III 今さら聞けないペースメーカのフォローアップ

Question 62 術後の看護の注意点を教えてください

- 一般にペーシングシステムの植込みは局所麻酔下で短時間に施行されることがほとんどであり、近年植込み患者数は年々増加傾向です。小手術とはいえ、少なからず合併症は存在するため、異常の早期発見にはさまざまな注意が必要となります。
- 植込み手術中や術後早期に出現する合併症には、次のものがあげられます。

リード離脱・移動（図1, 2）

原因
- 手術中の不十分な電極固定、植込み直後の過度な運動などによって発生します。モニター上センシング不全、ペーシング不全を認めるとともに徐脈に伴うめまいなどの症状があるかを観察する必要があります。

観察点と対処法
- 術後は12誘導心電図を確認し、ペースメーカの作動状況を確認します。ペーシングモードを確認し、作動に矛盾がないかを確認します。以後もモニター心電図を装着し観察を継続します。センシング不全、ペーシング不全を認めたら直ちに12誘導心電図で確認し、自覚症状の有無とともに医師に報告します。胸部X線撮影などでリードの脱落、移動がわかります。

気胸・血胸

原因
- 気胸は鎖骨下静脈穿刺法によるリード植込みの際、穿刺針で胸膜を穿刺することで発生します。またまれではありますが、リード留置の際に上大静脈を損傷すると血胸のリスクがあります。

図1 手術当日と翌日のX線画像
リードが引けて，心房（⇨），心室（➡）ともにリードの位置が移動している。

a：当日

b：翌日

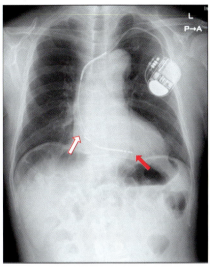
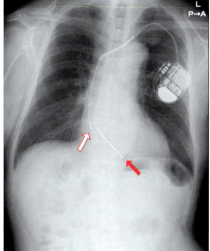

図2 植込み当日の心房リード不全
AAIモード。ペーシング，センシングともに不完全になっている。

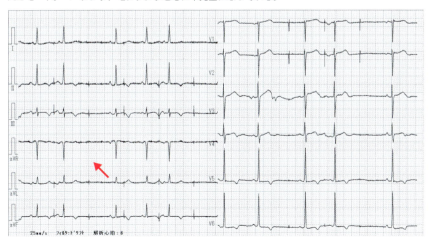

- 胸痛，呼吸困難感を伴うことが多いですが，無症状のこともありますので注意が必要です。

観察点と対処法
- 胸痛，経皮的酸素飽和度の低下，呼吸音の異常などがあれば，すぐに医師に報告し，胸部X線で確認が必要です。肺虚脱が軽度であれば慎重に経過を観ますが，重度の場合は胸腔ドレーンの挿入が必要です。

感染

原因
- デバイス感染症の兆候は感染の程度や起炎菌によっても異なりますが，発赤，腫脹，疼痛といった炎症所見を認める場合には感染を疑う必要があります。悪化すると裂開し，膿の排出を認めます。糖尿病や免疫抑制薬内服，アトピー性皮膚炎など，感染のリスクが高い合併疾患を併せもつ患者では特に注意が必要です[1]。

観察点と対処法
- 植込み前の段階から創部となる植込み側の胸部は，清潔保持を心がけましょう。特にモニターシールの貼付は術野を避けるといった気配りが重要です。また，術後は創部の観察し，腫脹や発赤，疼痛があれば直ちに医師に報告します。
- デバイス感染が起こると，全システムの抜去を行わなければならないため，患者の負担や苦痛も強いため予防的ケアが大切です。

リード穿孔（心タンポナーデ）

原因
- リード穿孔は，リードに過度な力が加わることにより，心筋壁をリードが貫通することで起こります。特に高齢者の場合，右室壁が脆弱化していることもあり注意が必要です。

観察点と対処法

- 穿孔したリードが胸膜を刺激するなどで症状を呈することもありますが，心嚢液は無症状に貯留し，心タンポナーデに至ってはじめて認識されることもあり注意が必要です。予兆は心拍数の増加です。血圧の低下がないかを確認し，疑わしい場合には直ちに医師に報告し，心臓経胸壁エコーで心嚢液を認め，急激な症状の進行があれば心嚢ドレナージなど急変に備えた準備が必要です。

血腫（図3）

原因

- 創部の血腫形成の主な原因は術中の止血不良に起因されるといわれていますが，近年抗血小板薬や抗凝固療法を受けている患者の植込みが多く，出血性の合併症が増加傾向にあるといわれています。

観察点と対処法

- AHA/ACCガイドラインでは抗血小板薬ならびに抗凝固療法の適切な管理が推奨されており，術前に患者の内服の有無を確認するだけでなく，術後は定められた安静と創部圧迫を実施します。
- 当院では創部をガーゼで圧迫した後，2kgの砂嚢で2時間の圧迫止血を実施しています。圧迫解除後も創部の腫脹や皮下血腫の有無などを観察し，継時的に増悪があれば血腫除去術を施行する可能性もあるため，早期に医師への報告が必要です。

図3　植込み部の皮下血腫

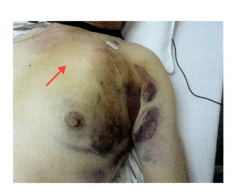

横隔膜,横隔神経刺激(twiching)

原因
- 横隔神経をペーシングが捕捉すると吃逆が生じます。多くは心臓再同期療法の左室リードによるものですが,右室心尖部に留置したリードで生じることもあります。

対処
- 術後患者自身に吃逆などの症状がないか確認し,症状が疑われる場合は肋骨弓下の腹部を触診し,twiching(ピクピク筋肉が跳ねるような動き)があるか観察します。また,体位によっても出現の頻度は異なるため,仰臥位,側臥位,座位などで出現するかを医師とともに観察します。
- ペーシング出力を下げることで回避できることもありますが,心臓のペーシング閾値との兼ね合いで回避できない場合にはリード位置の修正が必要になります。
- リード穿孔や,リード位置が移動したことにより生じている可能性がありますので,X線での位置確認が重要です。

(有馬直美)

文献
1) 奥村 謙:ペースメーカ・ICD・CRT/CRT-Dトラブルシューティングからメンタルケアまで.メジカルビュー社,東京,2012.
2) 四津良平:IABP・PCPS・ペースメーカ・ICD看護マスターブック(関口 敦,林裕樹,又吉 徹,編).メディカ出版,大阪,2012.
3) Gould PA, Gula LJ, Yee R, et al: Cardiovascular implantable electrophysiological device-related infections:a review. Curr Opin inCardiol26: 6-11, 2011.

このように術後はさまざまな合併症が出現することも念頭に置き,密な観察を行うとともに,合併症が出現した際は患者が過度な不安を抱かないように適切な精神的ケアも必要となります。

治療の豆知識

IBHRE試験について：
ペースメーカ/ICD関連情報担当者『CDR』とは？

　CDR(cardiac device representative：ペースメーカ/ICD関連情報担当者)とは，植込み型心臓ペースメーカや植込み型除細動器(implantable cardioverter defibrillator；ICD)などについての専門的な医療機器情報や医療技術情報を提供する人材です．いわゆる医療機器版のMRさん(医療情報担当者)であり，2007年に正式にCDR認定制度として発足しました．日本不整脈学会が認定機関であり，この認定の中心になる認定試験が米国のIBHRE(International Board of Heart Rhythm Examiners)検定試験です．日本語版で受験することができます．認定者はIBHREに掲載されています(http://www.ibhre.org/Certification/IBHRE-Recipients/Allied-Professional-Pacing-Japan#axzz3dVyVhl1s)．

　この制度は医療関連企業(デバイスメーカーなど)の従事者が認定を受けることがほとんどですが，なかには医師，臨床検査技師，臨床工学技士，看護師など，臨床の場で患者に接する医療従事者が資格をもっていることも少なくありません．患者の生命に直結する医療機器を安全かつ適正に取扱うためには，高度化するデバイス機能やアルゴリズムを理解し，適切なプログラミングを行うことが必要不可欠です．こうした最先端医療機器に対応するためにも，高い専門知識と技術を備えた医師やコメディカル，企業関係の専門家の育成が求められています．

　近年在宅医療の必要性，重要性が注目されているなかで，より安心し，患者の望む姿で過ごせるようにするには，外来でのフォローアップ時の看護の視点も非常に重要であると思います．不整脈看護の専門性を確立するためにはこの認定制度も視野に入れて活動していきたいと考えています．

Ⅲ
Question 62
術後の看護の注意点を教えてください

III 今さら聞けないペースメーカのフォローアップ

Question 63 術後の安静度はどのように指導していますか？

- ペースメーカ新規植込みおよび交換手術が必要となる症例は高齢者が多く，術後の身体機能の低下を防ぐためにも，できる限り早期に離床を目指すことが重要です。
- 術後の安静度は施設によって異なると思われますが，以下を参考に指導方法を検討していただければ幸いです。

ペースメーカ植込み後の安静度の実際

① 閉創が終わったらペースメーカのチェックを行い，設定を決めます。
② 患者は手術台の上で座位になり，ペーシング不全やセンシング不全が起こらないかを医師，臨床工学士がモニター心電図で確認します。問題なければ，血腫予防用の圧迫バンドを装着して車椅子で退室します（図1）。
③ 放射線部で胸部X線2方向を立位で撮像してから帰室します。
④ 帰室後は，看護師と一緒に歩行して問題なければ歩行可能とします。モニター心電図は退院まで装着して異常の早期発見に努めます。
⑤ シャワーは翌日から下半身，翌々日から全身可とし，入浴は1週間後から許可しています。
⑥ 植込み側の肩関節は，水平運動までは制限せずに直後から積極的に動かしてもらいますが，上方への挙上や水泳などは1カ月後の外来チェックで問題がないことを確認してから許可しています。

- これらの安静度は，心房および心室ともにリードの種類や留置部位に関係なく，同様に指導しています。
- 退室前に座位でリードのdislodgeが生じないか確認する際は，適切にリード留置がなされていれば問題になることはまずありません。しかし，もし問題が生じた場合にはその場で再開創などの対応ができるという利点もあると考えられます。

（岡嶋克則）

図1 ペースメーカ植込み後から退室まで

a：手術直後に座位でペースメーカ作動に問題がないか確認。
b：血腫予防のために圧迫バンドを装着（看護師が開発したハート♥バンド®装着例）。
c：車椅子で退室。

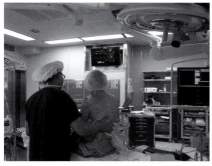

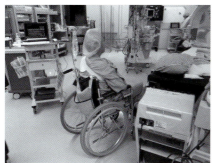

> **治療の豆知識** 血腫予防のためにポケットを圧迫固定する場合には，ポケットを覆うように，適切な圧が持続的にかかるようにすることが有用です（図1b）。

①適切なリード留置を心がければ，ペースメーカ植込み当日から問題なく離床できる。
②肩関節炎などの予防のためにも，植込み側の過度の運動制限は避ける。

III 今さら聞けないペースメーカのフォローアップ

Question 64 ペースメーカチェックはどのくらいの頻度で行う必要がありますか？

- 近年，ペースメーカ，植込み型除細動器（implantable cardioverter defibrillator；ICD），両心室同期ペーシング（心臓再同期療法，cardiac resynchronization therapy；CRT）による治療を受ける患者が増えています。これに伴って，植込み後の保守点検は膨大となっています。
- さまざまな問題を漏れなく拾い上げるためにも，通常3〜6カ月ごとに外来でフォローするのが一般的です。ただし，機器の種類や状態，患者の状態によってフォローの間隔は変動します。

ペースメーカ

- 徐脈性不整脈治療を目的としたペースメーカは，電池の状態（電池電圧，電池抵抗による消耗の度合い）およびリードの障害（閾値，抵抗値）が安定している場合，6カ月ごとでも十分管理可能と考えます。電池残量が交換指標に近づいてきた際は1〜3カ月後と間隔を短くしてフォローします。

CRT

- CRTも基本的にはペースメーカと同様ですが，心不全治療において両心室ペーシング率が高いことが望ましい機器です。心室ペーシング率が98％を超えることで死亡率低下が見込めるという報告があります[1]。
- 心室ペーシング率が98％を下回る場合は，投薬による心拍数調整も含めて3カ月よりも短い期間で外来フォローアップを行う場合があります。

CRT-D, ICD

- 除細動機能の付いた植込みデバイスは，心室頻拍や心室細動などの致死性

心室不整脈が出現した際にそれを検出し，電気的除細動を行います。
- 患者の動悸や胸部に，ショックを感じたなどの症状により臨時で外来受診するのは当然のこと，無症状でもデバイスから除細動を行う治療が行われた記録がある場合は，薬物治療や非薬物治療（カテーテルアブレーション）の適応を検討するうえで3カ月よりも短い期間で外来フォローアップを行う場合があります。
- 特に，ICDリードにおいては不具合の報告が相次ぎ，リコール対象のリードは短い間隔でのフォローが推奨されます。ノイズによる不適切作動の防止とともに，確実な致死性不整脈の停止が何より重要です。

遠隔モニタリングの活用

- 現在では多くのデバイスで遠隔モニタリングが活用されています［Q98（p306）参照］。遠隔モニタリングを併用することで，外来での直接のチェックの頻度は安全に減らせることができると考えられます。参考までに，2012年ACCF/AHA/HRSのガイドライン改訂版で推奨されているデバイスのフォローアップ間隔を**表1**に示します。　　　　　　　　　　（青柳秀史）

表1　2012年ACCF/AHA/HRSのガイドライン改訂版で推奨されているデバイスのフォローアップ間隔(文献2より引用改変)

機器と最低限のチェック頻度	方法
ペースメーカ/ICD/CRT-D	
全機種植込み後72時間以内	直接
全機種植込み後2～12週後	直接
ペースメーカ/CRT-P　　3～12カ月ごと	直接または遠隔
ICD/CRT-D　　3～6カ月ごと	直接または遠隔
全機器　電池が十分あるとき　1年ごと	直接
全機器　電池が減っているとき　1～3カ月ごと	直接または遠隔
植込み型ループレコーダー	
患者の症状と適応に合わせ　1～6カ月ごと	直接または遠隔

文献

1) Hayes DL, Boehmer JP, Day JD, et al: Cardiac resynchronization therapy and the relationship of percent biventricular pacing to symptoms and survival. Heart Rhythm 8: 1469-1475, 2011.
2) Tracy CM, Epstein AE, Darbar D, et al: 2012 ACCF/AHA/HRS Focused Update of the 2008 Guidelines for Device-Based Therapy of Cardiac Rhythm Abnormalities: a report of the American College of Cardiology Foundation/American Heart Association Task Force on Practice Guidelines. Heart Rhythm 9: 1737-1753, 2012.

①基本的にはすべてのデバイスは，3〜6カ月ごとの定期外来で管理しています。
②CRTは両心室ペーシング率が低下する場合，ICD，CRT-Dは心室不整脈(心室頻拍，心室細動)の検出頻度とそれに伴って生じたデバイスからの治療や患者の訴えをもとに，3カ月もしくはそれより短い間隔で外来を行っています。

Question 65 今さら聞けないペースメーカのフォローアップ

ペースメーカ外来の チェックポイントを 教えてください

ペースメーカ患者の外来チェックでは，限られた時間のなかで，抜けのないチェックを行う必要があります（**表1**）。ここでは，外来でのチェック時に筆者らが心がけていることをあげてみます。

まずチェックを始める前に

- ペーシング閾値チェックや心室ペーシングを行うと不快感を感じる敏感な患者が時々います。言わずもがなですが，一般にペースメーカ植込み患者にとって，チェックはストレスであることを理解し，必ず声かけをしてチェックを開始しましょう。
- またペースメーカ外来は，日常生活のなかでペースメーカに関して感じる疑問や不安を解消する場でもあります。声をかけられやすい雰囲気づくりも大切です。

各種パラメータ設定には基準を設けておく

- パラメータ設定については，あらかじめ施設ごとに基準を設けて統一的に変更していくほうが賢明です。経年的に設定が変更されていった場合，なぜそのような設定になったのかわかるように記録を残すことも大切です。例として，当科での各種設定基準をあげておきます（**図1**）。

表1　ペースメーカ定期外来検査項目

PSAによる測定
電気的パラメータ測定   　電池残量，リード抵抗，ペーシング閾値，心内波高値
機能的パラメータ解析   　ペーシング率，頻拍の有無   　オプション機能評価   　（レートレスポンス・房室結節伝導検出機能・心房細動抑制機能）

図1 ペースメーカ設定に関する取り決め

a：ペーシング出力調節

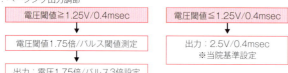

```
電圧閾値≧1.25V/0.4msec          電圧閾値≦1.25V/0.4msec
      ↓                                ↓
電圧閾値1.75倍/パルス閾値測定         出力：2.5V/0.4msec
      ↓                              ※当院基準設定
出力：電圧1.75倍/パルス3倍設定
```

※原則capture managementは使用しない
※以下の場合は上記が絶対ではない．
・心房ペーシングの場合
・電圧閾値≧2.5V/0.4msecの場合
※状況に応じてモード・レート変更も考慮

b：センシング感度調節

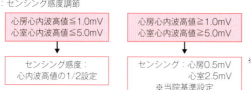

```
心房心内波高値≦1.0mV           心房心内波高値≧1.0mV
心室心内波高値≦5.0mV           心室心内波高値≧5.0mV
      ↓                                ↓
センシング感度：               センシング：心房0.5mV
心内波高値の1/2設定                      心室2.5mV
                                   ※当院基準設定
```

※以下の場合は左記が絶対ではない．
・ユニポーラ極性設定の場合
・far-Rオーバセンシングを認める場合
・心房細動アンダーセンシングを認めた場合

c：AV delay調節

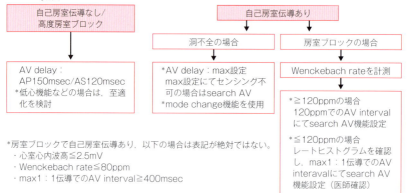

```
自己房室伝導なし/              自己房室伝導あり
高度房室ブロック                   ↓        ↓
      ↓                     洞不全の場合  房室ブロックの場合
AV delay：                 *AV delay：max設定   Wenckebach rateを計測
AP150msec/AS120msec        max設定にてセンシング不
*低心機能などの場合は，至適   可の場合はsearch AV     *≧120ppmの場合
化を検討                    *mode change機能を使用    120ppmでのAV interval
                                                  にてsearch AV機能設定

                                                  *≦120ppmの場合
                                                  レートヒストグラムを確認
                                                  し，max1：1伝導でのAV
                                                  interavalにてsearch AV
                                                  機能設定（医師確認）
```

*房室ブロックで自己房室伝導あり，以下の場合は表記が絶対ではない．
・心室心内波高≦2.5mV
・Wenckebach rate≦80ppm
・max1：1伝導でのAV interval≧400msec

d：機能的パラメータ設定，オプション機能効果判定基準　　e：リフラクトリー調節

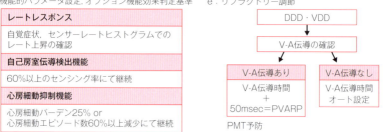

レートレスポンス
自覚症状，センサーレートヒストグラムでのレート上昇の確認
自己房室伝導検出機能
60％以上のセンシング率にて継続
心房細動抑制機能
心房細動バーデン25％ or 心房細動エピソード数60％以上減少にて継続

```
DDD・VDD
   ↓
V-A伝導の確認
   ↓         ↓
V-A伝導あり   V-A伝導なし
V-A伝導時間   V-A伝導時間
   +         オート設定
50msec=PVARP
```

PMT予防
※AV delayとupper rateとの相互関係に注意

心房ペーシング閾値測定のコツ

● ペースメーカチェックでの計測項目は多岐にわたりますが，初心者が最初につまずくのが心房ペーシング閾値測定ではないかと思います．測定にちょっとしたコツと工夫が必要な場合があります（図2）．

図2　心房ペーシング閾値の測定法
A波がわかりにくい場合は，モード：DDD，AV delay：自己伝導＋30〜50msecとして測定するとAp-VsからAp-Vpへと変化することでcapture lossが容易に判断できる．

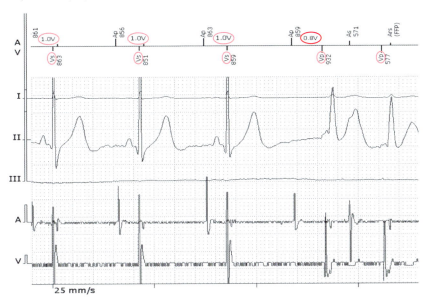

ペースメーカの生体モニター情報も重要

●現在のペースメーカは生体モニター機能が充実しており,さまざまな診断情報が得られます。ペースメーカチェック時にはパラメータ設定だけでなく,生体モニター情報のチェックも重要です。不整脈イベントについては必ずすべてのイベントについて確認することが大切です(**図3**)。

図3 モニター機能の活用〜頻拍イベントの検出〜

男性70歳,既往:糖尿病,高血圧症,心疾患既往なし
2005年9月　完全房室ブロックにてペースメーカ植込み術施行
2008年2月　定期ペースメーカ外来にて,メモリー上 NSVT Episodeを確認

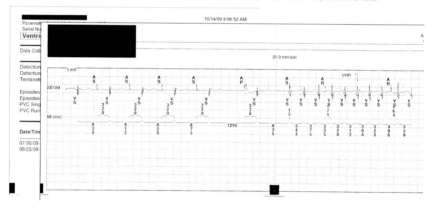

2008年2月　VT study目的でCAG:LMTを含む冠動脈3枝病変あり
2008年3月　CABG施行

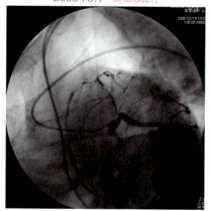
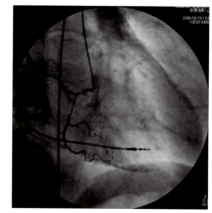

自動測定の異常値は確認が必要なことがある

- 例えば、ペースメーカの自動心室閾値測定機能は、一定のアルゴリズムに従って、自動で閾値測定を行うものですが、その成功率は筆者らの検討では58〜73％程度にすぎません。
- その他パラメータの自動測定などでも、一時的に測定値が乱れることがありえますので、自動測定での異常値は鵜呑みにせず確認が必要です（図4）。

（古山准二郎）

①患者がリラックスできる雰囲気でのペースメーカチェックを心がけましょう。
②パラメータ設定には統一基準や指針作りをしておいたほうがよいです。
③パラメータ設定だけでなく、ペースメーカの生体情報も管理に有用です。
④さまざまな自動測定機能は便利ですが、結果を鵜呑みにしないことです。

図4 自動心室閾値測定機能

AV delay短縮＋下限レート上昇させ，心室ペーシング状態を構築し，threshold start amplitude設定で，Evoked responseを判別できれば，ペーシング閾値を測定（ventricular capture control@Biotronikでの検討）。

a：VCC threshold start amplitude 別VCC成功率

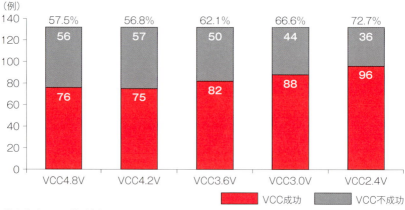

b：偽心室ペーシング閾値上昇

＊徐脈性心房細動のためペースメーカ植込み
2012年7月10日　遠隔モニタリングデータ送信開始
2012年7月11日　心室ペーシング閾値が設定値を超過　アラート発生

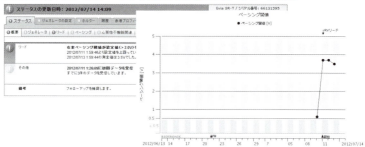

2012年7月14日　緊急受信時ペースメーカチェック

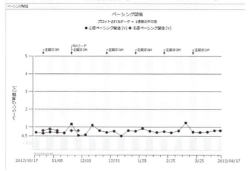

心室ペーシング閾値は更新されていない！

トレンドグラフ確認が重要

Question 66 III 今さら聞けないペースメーカのフォローアップ

ペーシング閾値チェックに危険はないのですか？ペーシング閾値チェックするのが怖いんです！

ペーシング閾値チェックとは

- 心房リード，心室リードの出力設定のかかわるパラメータで，適切な閾値チェックを行い，適切なセーフティマージンを加味した出力設定を行うことは重要です。
- 現行のペースメーカの心室自動閾値チェックは，ペーシングが心筋を捕捉したか否かを「心室脱分極電位（evoked response potential）」を利用していますが，心内波高が高い場合，低い場合にERを認識できないことがあるので，マニュアルで行うチェックのスキルは今後も必要となります。

ペーシング閾値チェック時に起きうること

- ペーシング閾値チェック時には，ごくまれではありますが不整脈を誘発してしまうことがあります。オールペーシングにするので，心房側では心房細動，心室側では心室頻拍を誘発することがあります。手帳やカルテで心房細動の合併や心機能などの情報を得てチェックに臨むのが望ましいです。

怖いことを認識する

- 心室リードの閾値チェックでは自己脈の有無を必ず確認します。洞不全や完全房室ブロックのために補充収縮（escape beat）が出ない症例では心停止状態となり（図1），低心機能例ではbrady，pauseがトリガーとなり心室細動をきたすこともあります（図2）。また，チェックで起きたことを繰り返さない，情報の共有のためにも手帳にはわかりやすく記載しておくとよいでしょう（図3）。

図1　心室リードのペーシング閾値のマニュアルチェック時に生じたロングポーズ
ペーシング不全時に，補充収縮を認めない。すぐに解除しペーシングが入るプログラムに戻す。

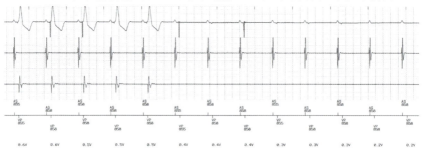

図2　brady，pauseがトリガーとなり心室細動をきたした一例
ペーシング不全に補充収縮は認めたが，心室細動に移行した。直ちに除細動を要した。

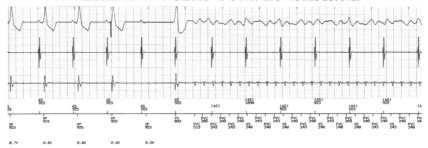

図3　ペースメーカ手帳記述例
誰がチェックしてもわかるように注意事項は記載しておく。

フォローアップ記録

年／月／日 Date	モード Mode	レート Rate	マグネットレート Magnet Rate	Battery Status
2014 2/16	DDD	70 ppm / 130 ppm	100 ppm	good

特記事項　自己R波出すとVfへなります。
　　　　　原則R波センシングテスト禁止

やってはいけないプログラム

- 閾値チェック時に選択するペーシングモードは慣れたものでよいですが，完全房室ブロック症例での心房閾値チェックで「AAI」は，選択してはいけません．心室にペーシングが確保できるように，DDDやDDIモードを選択します．
- capture lossしたら，房室伝導は途絶していますので心室収縮は得られず，心停止状態になります．

（伊藤朋晃）

① 「ペースメーカ」「ICD」「CRT」の閾値チェックで，起こりうる恐いことは，「capture loss」に気付かない，気付けないことによる心停止状態です．なかには心室細動へ移行する事例もあります．近くに除細動装置を常備しておきましょう．

② 閾値チェックで「non-capture」を確認したら，すぐに元の設定，またはバックアップペーシングに戻します．2拍，3拍抜けると気分不良を訴える患者もいます．閾値測定は，「non-capture」の確認と，患者の表情や訴えにも注意を払うことが重要です．

③ プログラマーで確認が難しい場合は，心電計や心電図モニターを利用するのもよいでしょう．

III 今さら聞けないペースメーカのフォローアップ

Question 67 感度の調整法を教えてください

- センシングとは自己心拍を感知することをいい、ペースメーカリードを通して心内電位の変化をみることで自己心拍を確認します。心内電位はペースメーカリードから誘導されるので体表心電図とは波形が異なります。
- 自己の心内P波、心内R波を認識できる最大の電位をセンシング閾値といいます。実際には、T波や筋電位と区別するために波高だけでなくバンドパスフィルターやスルーレートが設定されていますが、変更できる感度設定は波高のみです。
- アンダーセンシングとは、ペースメーカが自己心拍を感知できず、設定されたレートで刺激を出してしまうことです。
- オーバーセンシングとは、ペースメーカが自己心拍でない筋電位などを感知して刺激を抑制してしまうことです。

sensitivityの設定

- センシング閾値は、体位変換や運動などにより変化するのでsensitivityの設定は安全マージンを考慮してセンシング閾値の1/2以下に設定するとされていますが、一般的には心房0.5～1.0mV、心室2.0～4.0mVの感度に設定されています。また最近では、ペースメーカ各社より自動感度設定の機能を備えたデバイスが発売されています。

心房sensitivity

- 洞調律の心内P波と比べ、心房細動や期外収縮の心内P波は低いことが多いのでアンダーセンシングしないような設定が必要です。しかし、感度を低く設定することで近くの心室波をオーバーセンシングするfar-field R wave sensing(FFRWS)（図1）や、ユニポーラのペースメーカでは筋電位をオーバーセンシングしないかなどに注意が必要です。

●また，フォローアップ時には心房細動をアンダーセンシングしていないかを，心房細動(atrial fibrillation；AF)発生時間(**図2**)とオートモードスイッチ(auto mode switch；AMS)回数の関係を確認することも重要です。

図1　far-field R wave sensing(FFRWS)

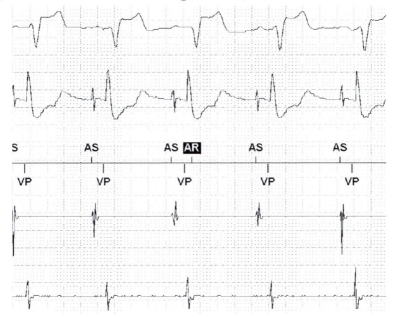

図2　AF発生時間
AF発生時間の変化が大きい場合は，アンダーセンシングの可能性も考える。

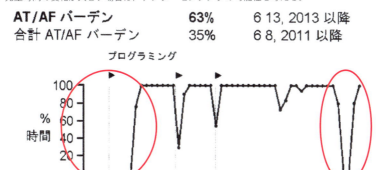

心室sensitivity

- 心室波をアンダーセンシングすると，spike on Tから心室細動などを引き起こすことが懸念されます。一方で心室リードがオーバーセンシングした場合には，心房ペーシングも含めてすべてのペーシングが抑制されてしまいますので，完全にペースメーカに依存している患者では設定に十分な注意が必要です。
- ペースメーカに依存している患者が，心室リードの不全断線でノイズを感知して失神して緊急受信してきた場合には，心室ペーシングは可能な状況であれば心室の感度を最も鈍くする，またはVOOに設定してノイズの混入を防ぐことが重要です。

(穂満高志)

① 植込み時の波高値は，P > 1.0mV，V > 5.0mVが望ましいです。
② sensitivity調整と合わせて，各ブランキングの調整も必要です。
③ センシング率，ペーシング率の急激な変化があれば，アンダーもしくはオーバーセンシングを疑います。

Question 68 III 今さら聞けないペースメーカのフォローアップ

心拍数の設定はどうやって決めるのですか？

ペースメーカのフォローアップ時の設定

- ペースメーカのフォローアップ時の心拍数設定は，閾値や電池寿命のチェックと同様に重要な要素です．特にペーシングに依存している症例では，心拍応答機能を付けていない場合の心拍数は一定で，心拍出量も一定になるため設定値が低すぎると運動耐容能が低下し，労作時に息切れなどの症状をきたすことがあります．
- 逆に設定値が高い場合は，安静時に動悸などの症状を生じたり，心機能低下症例や高齢者では，ペーシング誘発性の心不全をきたすことがあり，注意が必要です．
- 診察時には問診にて症状を聴き，諸検査にて心不全の有無，ペーシング率や日常生活のアクティビティをチェックすることが重要です．その結果で，心拍数設定変更やレートレスポンスを考慮します．
- 徐脈頻脈症候群でVVIを植込まれている症例では，徐脈発作時のみに作動するように可能な範囲で低い心拍数に設定します．DDD症例においては，下限値と上限値を設定する必要がありますが，種々の報告より下限値は60bpm前後，上限値は心拍数＝（220－年齢）±15％で設定しますが，性別，基礎疾患でも異なります（図1）．
- 洞機能が正常な房室ブロック症例では，心房追随心室ペーシングを考慮します．洞機能低下症例では，心房ペーシングによる心房細動予防の観点で，やや高めの心拍（心房ペーシング）設定がよいとの意見もありますが，エビデンスは十分とはいえません．
- 洞不全症候群や慢性心房細動の症例などにおいては心室ペーシングを避けることは重要です．各機種の心室ペーシングを回避する機能を生理的範囲内で有効に活用することが必要です．

開胸術後症例の設定

● 開胸術後症例の心拍数設定は，通常症例よりもさらに厳密な経過観察が必要です．術後は心膜炎などによる拡張障害をきたし，容易に心不全を発症することがあります．右心不全が主体の場合は，通常よりも心拍数をやや高く設定したり，心機能低下を併発している場合には，両心室ペーシングへのアップグレードを考慮する必要があります．

小児の設定

● 小児の場合は，洞不全症候群では，AAIの設定とし心室ペーシングを極力避けることは成人例と同じですが，乳児期から幼児期は100bpm位で開始

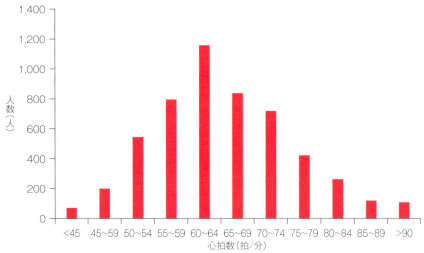

図1　65歳以上成人の心拍数分布(文献1より引用)
65～70歳(45％)，71～74歳(24％)，75～80歳(23％)，80歳以上(8.2％)，男性42％．

し，その後少しずつ下げて小児期は80bpm程度とします（図2，3）。活動量が増加し，心拍数の増加がないと心不全徴候が出てくるような場合にはAAIRとして心拍数を増加させることもあります。房室ブロックの場合は，心室のペーシング部位と，ペーシング時の心室dyssynchronyの程度で設定は変わりますが，早期からDDDにしたほうがよいのか，最初はVVIで様子をみるかは議論の余地があります。乳児でDDDを植込まれた場合でも最初はVVIで様子をみて，それから2〜3歳くらいでDDDに変えることもあります。VVIでペーシングする場合にはAAIと同様100bpm前後で開始し，年齢に合わせて少し下げることもあります。いずれにせよ，左室心尖部付近のペーシングが必須です。

［小児症例については，静岡県立こども病院循環器科医長　芳本　潤先生より貴重な御意見をお伺いした。］

（渡辺敦之）

図2　小児期の心拍数変化（文献2より引用）

出生後より7〜30日，1〜3カ月まで増加し，以降は年齢とともに低下する。6〜12カ月，1〜3歳時に最も急速に低下する。

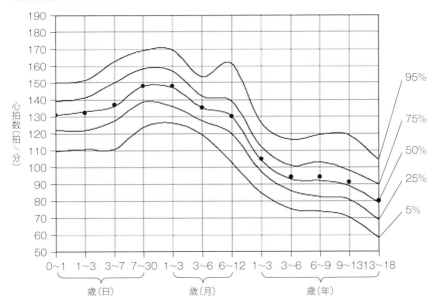

図3 洞機能不全症例におけるペーシング治療症例の生存率(a, b)と心房細動非発生率(c, d)

死亡率, および心房細動新規発症は心室ペーシングが心房ペーシングよりも有意に多い.

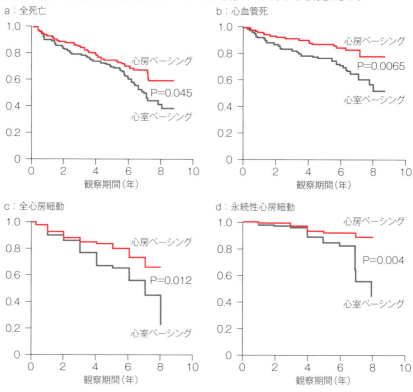

文献

1) O'Neal WT, Almahmoud MF, Soliman EZ: Resting heart rate and incident atrial fibrillation in the elderly. Pacing Clin Electrophysiol 38: 591-597, 2015.
2) Lue HC: ECG in the Child and Adolescent-Normal Standards and Percentile Charts. Wiley-Blackwell, New Jersy, 2006.
3) Andersen HR, Nielsen JC, Thomsen PE, et al: Long-term follow-up of patients from a randomised trial of atrial versus ventricular pacing for sick-sinus syndrome. Lancet 350: 1210-1216, 1997.

ペーシング, 特に心室ペーシングは心房細動や心不全の発症, 死亡率に大きく関与しているので, 不必要なペーシングを行う心拍設定は絶対に避けなければいけません. そのために, 漫然と固定した心拍設定を行うのではなく, フォローアップごとに心拍設定が症例ごとに適切か, その都度判断することが重要と考えます.

III 今さら聞けないペースメーカのフォローアップ

Question 69 ペーシングで心房細動が予防できるって本当ですか？

- AAIやDDDなどの生理的ペースメーカには心房細動（atrial fibrillation；AF）予防効果があるとされています．さらに，自己心拍よりも高いレートの心房ペーシングや心房期外収縮（atrial premature contraction；APC）後の脈不整を抑えるペーシングによって，心房細動の発生が『ある程度』予防できます．
- 各社デバイスには，それぞれ独自に工夫されたAF予防（抑制）のためのペーシングアルゴリズムが搭載されていますが，恒久的なハイレートでの心房ペーシングは動悸などの症状を引き起こす可能性もあるため，AFの予防効果を適切に判断してデバイスの設定を調整する必要があります．

ペーシングによるAF予防機序

- ペースメーカが適応となる徐脈性不整脈症例，特に洞不全症候群においてはしばしば心房細動が合併することが知られています．
- 心房細動を誘発する因子は数多く存在しますが，そのなかでも徐脈起因性（副交感神経優位），高頻度のAPC，心房におけるshort-longサイクル現象，心房不応期および伝導の分散などによってAFが誘発される症例においては，ペーシングアルゴリズムによりこれらの誘発因子を減少させる可能性があります．

ペーシングアルゴリズムの分類

- AF発生を予防することを目的としたペーシングアルゴリズムには，大きく分けると次の2つがあります．
① 心房でAPCなどのイベントが検出されたときに，次のペーシングインターバルを短縮することで心房ペーシングレートを上昇させ心房ペーシングを

促進し，脈の乱れ(PAC後のshort-longサイクル現象)を最小限に抑えAFの発生を予防します(図1)。

②通常の設定下限レートによる心房ペーシング中に頻回のAPCやAFが認められる場合，自己心拍よりもやや速いレートでペーシングをすることによって，異所性のAPCを抑制しAFの発生を予防します(図2)。この機能を用いたトライアルでは，25%のAF抑制効果がみられたと報告されています[1]。

（林　英守）

図1　設定下限レート60ppm，AS後APインターバル75%促進の場合

AFを引き起こす可能性のあるPAC後の長い洞停止を防止する。

a：①，②は下限レート60ppm(1,000msec)で心房ペーシング。③でAPCが出現し，④は再び下限レートでペーシングし，その直後にshort-longサイクル現象からAFが誘発されている。

b：③のAPC(AS)後にAPインターバルを設定下限レートよりも75%促進し，④はAS後750msecのタイミングで心房ペーシングが作動。その後ASがないことを確認しながら徐々にペーシングレートを延長させ⑩で設定下限レートに復帰している。

AP：心房ペーシング，AS：心房センシング，APC：心房期外収縮，AF：心房細動，SR：洞調律。

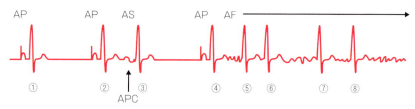

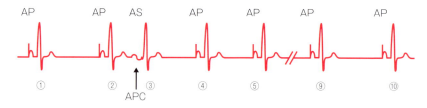

治療の豆知識

○**心房ペーシング部位によるAF予防**

ペーシングによる心房筋不応期の不均一性を是正しAFを予防する目的で，従来の右心耳からではなく心房中隔からのペーシングが試みられていますが，長期的な有効性に関しては明確ではありません。

図2 設定下限レート60ppm，AS後オーバードライブレート70ppmの場合

自己心房レートよりもやや速い安定したペーシングリズムになるようにペーシングレートを調整する。

a：①，②は設定下限レート60ppmで心房ペーシング。③〜⑤で下限レートを上回る洞調律またはAPCが出現し（AS），⑥以降AFが誘発されている。

b：③，④で下限レートを上回るASが2拍認められたため，⑤以降は設定されたオーバードライブレート70ppmのペーシングリズムとなりAFが抑制されている。

a：AF抑制アルゴリズム：off

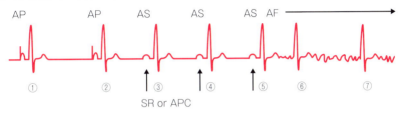

b：AF抑制アルゴリズム：on

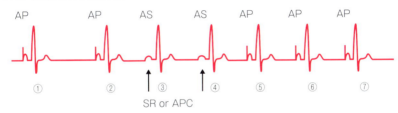

●各社デバイスによりAS後のペーシングインターバルやオーバードライブレートの調整，またAF抑制ペーシング作動後の下限レートまでの回復過程が異なります。

文献
1) Carlson MD, Ip J, Messenger J, et al: A new pacemaker algorithm for the treatment of atrial fibrillation: results of the Atrial Dynamic Overdrive Pacing Trial (ADOPT). J Am Coll Cardiol 42: 627-633, 2003.

①これらのペーシングアルゴリズムはAFを治療するための機能ではなく，あくまでも『予防』としてとらえるべきです。
②AF発症前や初期の段階の方がペーシングによる予防効果があるでしょう。
③AFの根本的な治療には，ペーシングによるAF予防に加えて薬物やアブレーションなどが必要です。

III 今さら聞けないペースメーカのフォローアップ

Question 70 心拍数を変更すると心室期外収縮が消えました。偶然でしょうか？

心室期外収縮とは

- 期外収縮は異常興奮によって心臓が本来の周期を外れて早く興奮収縮する不整脈で，心室起源のものを心室期外収縮とよびます。自覚症状が強い場合は治療対象になり，抗不整脈薬による薬物療法やカテーテルアブレーション治療が行われます。

原因

- 期外収縮は，①リエントリー，②トリガードアクティビティ，③異所性自動能亢進などを機序とする異常興奮によって起こります。
- 原因としては，狭心症，心筋梗塞，弁膜症，心筋症，先天性心疾患などの器質的心疾患によるもののほか，甲状腺機能亢進などの内分泌疾患，慢性閉塞性肺疾患，高血圧による心負荷に伴うものなどがあります。

ペーシングレートを増加させると何が起こるのか

- Kurisuら[1]は，急性心筋梗塞の再灌流療法後に出現した薬剤抵抗性の心室不整脈が，オーバードライブペーシングによって抑制できたことを報告しました。彼らの報告のようにペーシングレートを増加させると，心室不整脈が抑制されることをしばしば経験します。その機序としては，次のような徐脈による期外収縮誘発を抑制する結果であると考えられます。
  ① 徐脈によって心室不応期のばらつきが出現するため，リエントリー性不整脈が出現しやすい
  ② QT延長が誘因となって早期後脱分極による心室期外収縮が起こりやすい
  ③ 徐脈時の拡張期時間延長によって異所性自動能が亢進する結果，心室期

外収縮が誘発されやすい

症例提示（図1）

●症例は完全房室ブロックに対してDDDペースメーカ植込み後の患者です。VVIペーシングを40ppmで行ったところ，心室期外収縮が2段脈で出現しました（図1a）。次に，VVIペーシングレートを60ppmに増加させたところ，心室期外収縮は抑制されました（図1b）。　　　　　　　　　　（篠原徹二）

図1　ペーシングレートの増加による心室期外収縮の抑制効果
a：完全房室ブロックに対してDDDペースメーカ移植術が施行された患者において，VVIペーシングを40ppmで行ったところ，心室期外収縮が2段脈で出現している。→は心室期外収縮を示している。
b：VVIペーシングレートを60ppmに増加させたところ，心室期外収縮は抑制された（10mm/mV，10mm/sec）。

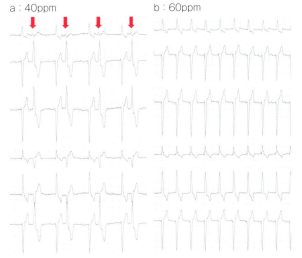

文献
1) Kurisu S, Inoue I, Kawagoe T, et al: Temporary overdriving pacing as an adjunct to antiarrhythmic drug therapy for electrical storm in acute myocardial infarction. Circ J 69: 613-616, 2005.

①心室期外収縮は，リエントリー，トリガードアクティビティ，異所性自動能亢進などを機序とする異常興奮によって起こります。
②ペーシングレートを増加させることによって，これらの機序による心室期外収縮の出現を抑制することができます。

III 今さら聞けないペースメーカのフォローアップ

Question 71 AV delayの調節法を教えてください

心房心室収縮の協調性とPQ時間が心機能に与える影響

- PQ時間を極端に延長したり，短縮したりすると心機能は低下します．心機能低下例では許容範囲が狭くなり，AV delayの至適設定が重要となります[1]．

time velocity integral (TVI) によるAV delayの至適化

- 至適AV delayの設定には，非侵襲的検査であるドプラ心エコー法が用いられることが多いです．左室駆出ドプラ波形より心拍出量を算出し，至適AV delayを求めることができます（図1）．
- AV delayを変化させながらTVIを繰り返し測定する方法は大変であるうえに，心拍出量を最大とするAV delayが必ずしも至適AV delayとはいえず，心臓に楽をさせる設定が至適AV delayであると考えられます．

critical AV delay for the appearance of diastolic mitral regurgitationと至適AV delay

- 左室拡張末期圧が上昇した心機能低下例において拡張期僧帽弁逆流が認められますが，DDDペースメーカ植込み症例においても，AV delayを延長すると拡張期僧帽弁逆流が出現し，短縮すると消失します（図2）．これ以上延長すると拡張期僧帽弁逆流が発生する限界点が，critical AV delay for the appearance of diastolic mitral regurgitationです[2]．
- この値は心機能低下例ほど短く，心機能低下例では正常PQ時間にあっても拡張期僧帽弁逆流が起こってしまいます．拡張期僧帽弁逆流が発生している時相は拡張期としては無効なばかりか有害であり，心機能は低下します．

● 心房収縮の終末点と，心室収縮によりもたらされる僧帽弁の閉鎖点が一致する critical AV delay に設定することにより，心房収縮を中断させることなく拡張期僧帽弁逆流は消失します[2,3]。

Ritter's formula と Ishikawa's method

● Ritter は長短2つの AV delay に設定したときのドプラ僧帽弁血流パターンより至適 AV delay を求める公式を考案しました（図3）[4]。わずかに延長した AV delay 設定時の僧帽弁血流パターンより至適 AV delay を予測するのが Ishikawa's method です（図4）[3]。1つの AV delay 設定で測定が可能であり，簡便かつ容易に至適 AV delay を求めることができます。

CRT における AV delay の至適化

● 房室ブロックと異なり，両室ペーシングにおいては，AV delay を延長すると心室は自己収縮になってしまいます。心室ペーシングが心室を完全に捕

図1 左室流出路におけるドプラ駆出波形の面積（TVI；time velocity integral）より心拍出量を求める方法

TVI×大動脈弁口面積＝stroke volume（1回心拍出量）。
stroke volume×HR（心拍数）＝CO（心拍出量）。
TVI ∝ CO。

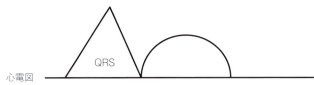
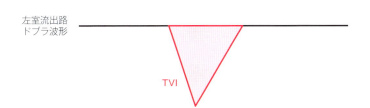

図2 拡張期僧帽弁逆流の発生機序

心房収縮終了後,心房圧は低下し,心房心室圧較差は逆転する。心房心室圧較差の逆転は,僧帽弁の閉鎖に有用であるが,僧帽弁の完全閉鎖には十分ではない。僧帽弁の完全閉鎖には左室の収縮を必要とする。PQ時間が延長すると,左室の収縮が遅れるために,僧帽弁が完全閉鎖しないまま,心房心室圧較差が逆転し,拡張期僧帽弁逆流が発生する(a)。心不全症例においては,左室拡張末期圧の上昇により心房心室圧較差の逆転は早期に起こり,収縮力の低下によりQRSから僧帽弁の完全閉鎖までに要する時間は延長するので,PQ時間が延長しなくとも拡張期僧帽弁逆流が発生する(b)。

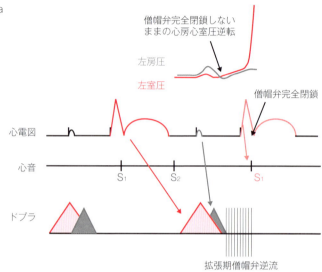

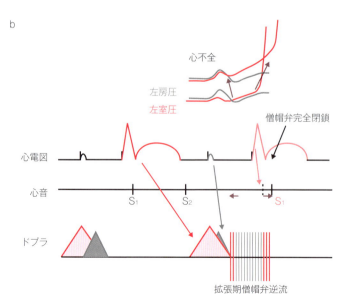

図3 Ritter's formulaによる至適AV delay設定

AV delayを短縮していくと拡張期充満時間は延長していくが，さらにAV delayを短縮すると心室収縮が心房収縮を中断してしまうようになる．Ritterらは心房収縮を中断することない最も短いAV delayが左室拡張時間を最大とする至適AV delayであるとして，長短2つのAV delayに設定したときの僧帽弁血流パターンより至適AV delayを求める公式を考案した．
Ritter's formula＝(LAVD－SAVD)－[Vs－MVCSAVD－Vs－MVCLAVD]＋SAVD
(LAVD：long AV delay, SAVD：short AV delay, Vs：ventricular spike, MVC：mitral valve closure)

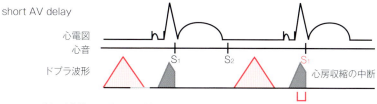

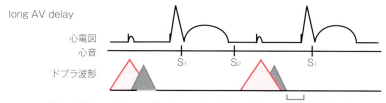

図4 Ishikawa's methodによる至適AV delay設定

拡張期僧帽弁逆流が発生している時相は拡張期としては無効なばかりか有害であり，心機能は低下する．AV delayを短縮すると拡張期僧帽弁逆流は消失し，有効な拡張期が延長する．しかし，AV delayを短縮しすぎると心房収縮を中断し，心機能を低下させる．心房収縮の終末点と，心室収縮によりもたらされる僧帽弁の閉鎖点が一致するAV delayに設定することにより心房収縮を中断させることなく拡張期僧帽弁逆流は消失し，拡張期時相が最大となる．至適AV delayは，設定されたわずかに延長したAV delayからその設定における心房収縮の終末点と僧帽弁の完全閉鎖点の間隔(interval X＝拡張期僧帽弁逆流の持続時間)を引いた値により予測される．
Ishikawa's Method＝わずかに延長したAV delay－その設定における心房収縮の終末点と僧帽弁の完全閉鎖点の間隔(interval X＝拡張期僧帽弁逆流の持続時間)

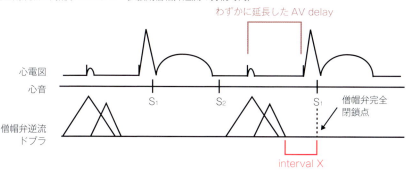

捉できていないと，予測された至適AV delayは両室ペーシング時の至適AV delayではなくなってしまいます。
- 両室ペーシング時には，右室ペーシング，左室ペーシング，自己伝導による収縮(左脚ブロック症例では右脚領域)の融合が起こっています(**図5**)。自己伝導による収縮は右室ペーシングより血行動態上優れているので，右室ペーシングはできるだけ心室を捕捉させないほうがよいといえます。自己伝導と左室単独ペーシングとの融合も考慮されます。
- 心室ペーシングと自己伝導との融合はAV delayにより規定されます。左室ペーシングと自己伝導の融合の至適AV delayと心房心室の収縮間隔の至適AV delayは無関係であり，両者を同時に満足させることはできません。
- 心房心室の収縮間隔を至適化するAV delayに設定したうえで，左室先行のVV delayを設定することにより，右室ペーシングをできるだけ行わせない設定とするとよいと考えられますが，場合によっては，心房心室の収縮間隔の至適化を放棄して，左室ペーシングと自己伝導の融合を至適化するAV delayに設定するほうがよい場合もありえます。　　　　　　　　　　　　**(石川利之)**

図5　両室ペーシングにおける興奮様式

両室ペーシングにおいては，右室ペーシング，左室ペーシングおよび右脚を通る自己伝導が融合する。この融合の程度はAV delayの設定により決定される。

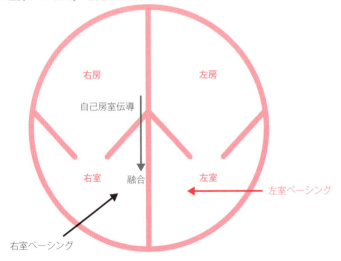

Ishikawa's methodにおいて，拡張期僧帽弁逆流を記録する必要はありません。心房A波と僧帽弁の完全閉鎖点の間の無信号の期間に拡張期僧帽弁逆流が起こっています。また，僧帽弁の完全閉鎖点は心音図を記録しなくとも，僧帽弁逆流の変化する点より容易に認識可能です。

文献

1) Ishikawa T, Kimura K, Nihei T, et al: Relationship between diastolic mitral regurgitation and PQ interval or cardiac function in patients implanted with DDD pacemakers. PACE 14: 1797-1902, 1991.
2) Ishikawa T, Sumita T, Kimura K, et al: Critical PQ interval for the appearance of diastolic mitral regurgitation and optimal PQ interval in patients implanted with DDD pacemakers. PACE 17: 1989-1994, 1994.
3) Ishikawa T, Sumita T, Kimura K, et al: Prediction of optimal atrioventricular delay in patients implanted with DDD pacemakers. PACE 22: 1365-1371, 1999.
4) Ritter P, Dib JC, Mahaux V, et al: New method for detecting the optimal atrioventricular delay in paced in DDD mode for complete atrio-ventricular block (abstract). PACE 18: 855, 1995.

①これ以上PQ時間が延長されると拡張期僧帽弁逆流が発生する限界点であるcritical AV delay for the appearance of diastolic mitral regurgitationが，至適AV delayとなります。
②設定されたAV delayからその設定における心房収縮の終末点と僧帽弁の閉鎖点の間隔(Interval X＝拡張期僧帽弁逆流の持続時間)を引いた値により，至適AV delayが予測できます。
③完全房室ブロック症例の場合とは異なり，両室ペーシングにおいては「延長したAV delay」は自己のPQ時間より少なくとも50msec以上短縮した値に設定し，心室を完全に捕捉させる必要があります。

III 今さら聞けないペースメーカのフォローアップ

Question 72
房室結節の1：1伝導の確認を依頼されました。何をすればよいのでしょうか？

- 房室結節は洞房結節から心房へ伝わった興奮に時間差を与えて心室へ興奮を伝える役割をしています。房室結節の伝導評価はPR間隔（房室間興奮伝導時間）にて評価します。1：1の房室伝導がみられても，PR間隔が0.20秒を超えるものは第Ⅰ度房室ブロックと診断します。PR間隔はペースメーカのAV delayの設定において重要な数値です。
- 房室結節は長い心房周期ではすべての興奮を心室に伝えますが，心房周期が短縮していくと徐々にPR間隔が伸び始め，最後にはQRSが脱落するWenckebach型ブロック[1]を呈し，1：1伝導を維持するのが困難になります。この現象が起きた心房周期をWenckebachレートといいます。

房室結節の1：1伝導の確認の実際（図1）

①プログラマー画面にて1：1房室伝導を確認します。心房イベント（AS/AP）の後に心室センシング（VS）が追従していることを確認します。

②心室ペーシング（VP）作動の場合はAV delayを十分に延長させるか，ペーシングモードをVVI 30bpmへ変更し心房イベントに続き1：1のVSが追従することを確認します。この設定変更を行っても1：1のVSがみられない場合は，房室伝導障害があると診断し検査終了とします。

③1：1のVSが確認されたらPR間隔を測定します。ペースメーカでは心房マーカー（AS/AP）から心室マーカー（VS）までのAV間隔をPR間隔とみなし計測します（図2）。

> **治療の豆知識** 心拍レートの増減を行うときは患者に一声掛けるとともに，安全に配慮しましょう。

図1 「房室結節の1:1伝導の確認」フローチャート

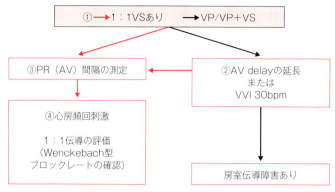

図2 PR(AV)間隔の測定(セント・ジュード・メディカル社製プログラマー，Merlin™ 3650)

心房マーカー(AS/AP)から心室マーカー(VS)までのAV間隔をPR間隔とみなし計測する。自動的にAV間隔が表示される機種もある。

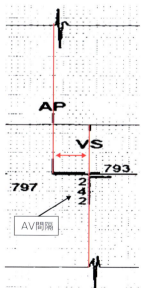

④次にプログラマーのテスト機能(図3)を用い，心房頻回刺激を行います。適切なモードで序々に心房周期を短縮しAV間隔の延長とWenckebachレートを確認します。

（梅津　努）

> **治療の豆知識**　AAIモードで心房頻回刺激を行う場合は，思わぬ房室ブロックの出現に備え心室のバックアップペーシングを確認しておきます。

図3　プログラマーのテスト機能による心房頻回刺激(セント・ジュード・メディカル社製プログラマー，Merlin™ 3650)

a：電気生理学的検査（EPS）モード　　b：テンポラリーペーシングモード

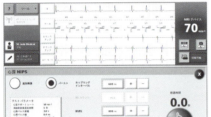
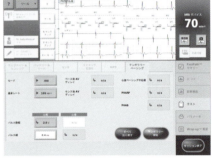

近年，意図的に心室ペーシングを導入している症例以外は可能な限り心室ペーシングを抑制することが推奨されています[2-4]。
① 自己の心室心拍を優先する目的で非常に長いAV間隔を採用する際は，逆伝導などの弊害を考慮し，十分に検討してプログラムしましょう。
② 心室応答ペーシングや心房細動抑制機能など心房レートを短縮するプログラムを設定する際は，必ずWenckebachレートを確認してAV間隔の延長によるVPが入らない心拍周期に設定することが肝要です。
③ 洞不全症候群でAAIRモードを設定する際は心房頻回刺激を行いWenckebachブロックや高度ブロックによる心室レートの低下が起こらないかを確認し，AAI(R)[5]症候群に陥らないように留意します。

図4 心房頻回刺激によるWenckebachブロックの発生

1：1房室伝導が保たれるも，第Ⅰ度房室ブロックを有する患者に80bpmの心房頻回刺激を行った。AV間隔の延長（赤枠）からWenckebachブロック（★）を呈し，設定AV delayでのVPが打たれている。

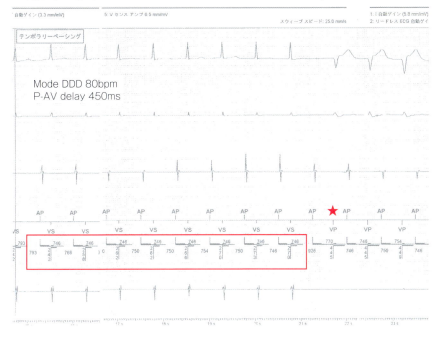

> **治療の豆知識**　ペースメーカチェックの際に前回と比べVP率の増加があった場合は原因をよく検討しましょう。

文献

1) 井上 博，奥村 謙：EPS—臨床心臓電気生理検査 第2版．医学書院，東京，2007, p102-104.
2) Abildskov JA, Eich RH, Harumi K: Observation on the relation between ventricular activation sequence and the hemodynamic state. Circ Res 17: 236-247, 1963.
3) Zile MR, Blaustein AS, Shimizu G, et al: Right ventricular pacing reduce the rate of left ventricular relaxation and filling. J Am Coll Cardiol 10: 702-709, 1987.
4) Burkhoff D, Oikawa RY, Sagawa K: Influence of pacing site on canine left ventricular contraction. Am J Physiol 251: H428-H435, 1987.
5) Den Dulk K, Lindemans FW, Brugada P, et al: Pacemaker syndrome with AAI rate variable pacing : Importance of atrioventricular conduction properties, medication and pacemaker programma-bility. Pace 11: 1226-1233, 1988.

III 今さら聞けないペースメーカのフォローアップ

Question 73　CRTの調整をするとき，VV間隔とAV間隔はどちらを先に調整するのですか？

●心臓再同期療法(cardiac resynchronization therapy；CRT)では心室中隔と左室自由壁のペーシングタイミングのずれであるVV間隔と，心房と心室のペーシングタイミングのずれであるAV間隔を変更・調整することによって，より効率のよい状態になる可能性があります(図1)。

図1　ペーシングパラメータの変更による左室収縮性の変化
VV間隔とAV間隔の変更により，左室収縮性の指標であるLV max dP/dtは影響を受ける。本症例では，AV間隔150msec，VV間隔20msec(LVペーシング先行)がLV max dP/dtでみた至適値と考えられた。

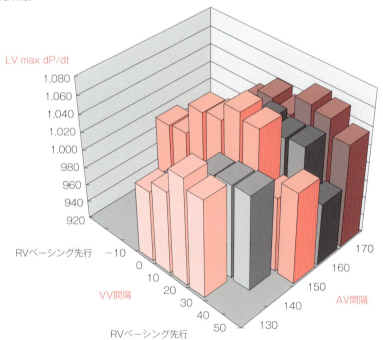

AV間隔の設定

- まずは，より効果が大きい心房−心室時間であるAV間隔から設定することが多いです。心房が拡大したような例では，心房内伝導遅延に加え，リモデリングが進行しており，心房収縮が終了するまでに時間がかかります。
- 初期設定のままでは，心房の収縮が終了する前に左室内圧の上昇が開始してしまう場合があります。パルスドプラ法で僧帽弁流入波形を記録するとCRT開始前と比べてA波が小さくなってしまっているのが観察されます。そこで，このような場合，心房収縮が完全に観察できるところまでAV間隔を延長させます。AV間隔を10〜20msecずつ延長しながら僧帽弁流入波形の変化を観察し，それ以上A波の幅が広がらないポイントが最適値となります(図2)。
- 拡張期僧帽弁逆流を認める場合は，AV間隔が長すぎます。

図2　AV間隔の設定

AV間隔が160msecでは，心房収縮が中断されており，本症例ではAV間隔300msecが至適AV間隔であった。

a：AV間隔160msec時の僧帽弁流入血流

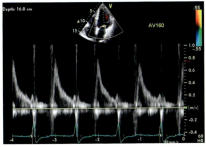

b：AV間隔200msec

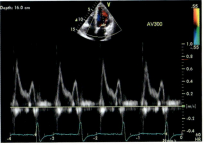

c：AV間隔300msecでA波が最大になった

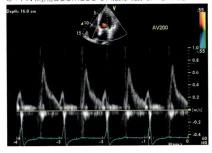

VV間隔の決定

- 次にVV間隔を決定しますが,心尖部四腔像で左右心室の収縮タイミングのバランスをみながら全体が同期するようにVV間隔を変更します。

- メーカーによって,先行する心室(左室か右室か)とその遅延タイミングが設定できる機種と,常に右室に対し左室のペーシングタイミング(offset)を設定する機種があるので,注意が必要です。
- offsetを設定する機種では,VV間隔を先に決定したほうがよいかもしれません。

VTI値の計測

- 最後に,左室流出路での時間速度積分値(VTI値)をいくつかの至適設定の候補で計測し,最大値をとる設定を至適値とします。最近では,ペーシング設定を自動的に最適化してくれる機種も登場しており,用手的に調整した設定と一致していれば,自動設定に任せるのもよいかもしれません。
- また,QRS幅が最も狭いペーシング設定が至適という意見もありますが,QRS幅の変化も微妙であり,QRS幅のみを指標に最適化するのは困難です。

(神﨑秀明)

VV間隔とAV間隔には至適値が存在します。AV間隔のほうが,血行動態に与える影響が大きいです。

Question 74 III 今さら聞けないペースメーカのフォローアップ

ERIに入ると何か変化がありますか？

- ペースメーカの交換時期は，外来フォローアップにおいて最も考慮すべき内容の1つです．余裕を保った状態での交換が望ましいため，交換時期の選択は重要です．
- elective replacement indicator(ERI)[1]は選択的交換指標の意味です．ペースメーカ交換指標であり交換手術を実施すべき時期です．ERI移行後は本体設定が変更されてしまう機種が多いため，原則ERIに移行する前に交換することが望ましいです．
- 標準的な出力(3.5V 0.4msec)で約3カ月後にEOL(後述)へ移行します．

> **治療の豆知識**
> 同様に交換指標を表す用語として，次があげられます．
> ①**推奨交換時期(recommended replacement time；RRT)**
> バッテリー寿命末期に至る前にペースメーカ交換手術を検討すべき時期です．バッテリーは減少していますが，ほぼすべてのペーシング機能をサポートできます．RRTから3カ月程度でERIへと移行します．
> ②**寿命末期 [end of life(EOL)もしくはend of service (EOS)]**
> バッテリー残量が枯渇しつつある状態．ペーシング機能が働かなくなる，または限定的な作動となります．プログラマーからのテレメトリができなくなる場合もあります[2]．

- 各社各機種により異なりますが，多くの機種ではバッテリー電圧は2.1〜2.4V以下，バッテリー抵抗5〜10kΩとなります．

ERIで変化する内容について

マグネットレート
- 磁場に置かれたペースメーカが出力するペーシングレートのことで，ERIを知る手がかりです。昔のペースメーカはこれだけが頼りのものもありました。例えば電池が十分あるときは100bpm，85bpmになったらERIといった具合です。マグネットレートの下がり方は機種により異なり，徐々に低下するものや2段階で低下するものなどがあります。

単純なペーシングモードへの変更
- 電池消耗を抑えるため，dual chamberモード(DDDなど)からVVIなどへモードが変更されます。また心拍応答機能も使用不可能となります。
- ペーシングモードが変更されることで，患者に自覚症状が現れる可能性もあります(ERI移行後にプログラミング変更が可能かはメーカーおよび機種により異なります)。

ペースメーカ機能の制限
- ERIに移行後はペースメーカの機能が一部使用できなくなるものがあります。またMRI撮影に制限があるメーカーも存在します(**表1**)。　　**(植田隆介)**

表1 各社のERI作動の一例（機種により作動内容が異なることに注意）

	メドトロニック社	セント・ジュード・メディカル社	ボストン・サイエンティフィック社	バイオトロニック社	ソーリン社
機種名	Advisa DR	ACCENT	INGENIO	Etrinsa 8 DR-T	KORA100
ERI電圧	2.69V	2.60V	残存寿命表示（%）	期待残存寿命（%）	⋯
ERI移行基準	自動測定電圧が3日連続で2.83V以下で推奨交換時期（RRTへ）RRTからおよそ3カ月でERIへ	電池電圧2.60V以下でERI	残存寿命がBattery Capacity Depleted（ERI相当）	期待残存寿命が0%になるとERIへ移行する	電池抵抗が10kΩ以上でERIへ移行
マグネットレート	DOO85ppmからDOO65ppmへ減少	DOO100ppmからDOO85ppmへ減少	DOO100ppmからDOO85ppmへ減少	DOO90ppmからDOO80ppmへ減少	DOO96ppmからDOO80ppmへ減少
ERI移行時ペーシングモードおよびレート	VVI 65ppm	ペーシングインターバルが100ms延長	VVI 50ppm（DDD，DDI設定時）	VVIへ変更。レートは4.5～11.5%減少。バイポーラリードでもユニポーラに極性変更	VVI 70ppm バイポーラリードでもユニポーラに極性変更
ERI後パラメータ変更	出力，レート変更可（Adaptaは変更不可）	出力，レート変更可	不可	出力，レート変更可	可能
ERIでOFFとなる機能（代表的なもの）	Rare Response Rate hysteresis V Rate stabilization AT/AF検出（モニタ）Pre arrhythmia EGM	Rare Response AF サプレッション	Rare Response 日常トレンド Lead safety switch リアルタイムEGM	Rare Response AV hysteresis Auto Capture Holter機能など	Rare Response AV hysteresis
ERI移行によるMRI撮影の制限	制限なし	撮影モード変更不可	撮影モード変更不可	ERIで撮影不可（ただし撮影モードへの変更は可能）	制限なし

文献

1) 庄田守男，小林義典，新田 隆：イラストで学ぶ心臓ペースメーカ Step by Step第1版．医学書院，東京，2007．p268．
2) 石川利之：心臓ペーシングのすべて第1版．中外医学社，東京，2005．p129-130．

① ERI移行後はペースメーカ機能が一部制限されより単純なペーシングモードとなります。
② ペースメーカ本体交換は機能制限のでないRRTの段階で実施するのが望ましいです。
③ ERIおよびEOL（EOS）の基準は各メーカー・機種によりさまざまであるため，メーカー資料およびペースメーカ手帳の確認が重要です。

III 今さら聞けないペースメーカのフォローアップ

Question 75 心房オーバーセンシングによるRNRVASって？

◆ RNRVASとは？

- エンドレスループ頻拍（endless loop tachycardia；ELT）と同様に，反復性非リエントリー性室房同期（repetitive non-reentrant ventriculoatrial synchrony；RNRVAS）とは，心室ペーシングによる室房伝導を介して引き起こされる現象です（図1）。
- ELTでは，逆行性P波はセンスされて，それに追従して心室ペーシングが行われます。RNRVASでは，逆行性P波が心室イベント後心房不応期（post ventricular atrial refractory period；PVARP）内に入るためにタイミングサイクルはリセットされず，逆行性P波の直後（逆行性P波で生じた心房筋不応期）に心房ペーシングが起こり，それが無効ペーシングとなり房室伝導が生じないことで再び心室ペーシングが必要となるサイクルが持続する現象です（図2）。

◆ RNRVASが発生しやすい素因

①高い下限レートの設定（速い心房ペーシングレートの設定）
②長いAV delayの設定
③長いPVARPの設定
④長い室房伝導時間（抗不整脈薬使用下など）
⑤長い心房筋不応期（抗不整脈薬使用下など）

などがあげられます。心房のペーシングレートが速ければ，そのほかの条件に依存せずRNRVASが発生する確率は高くなります[1]。

図1 RNRVASの心内心電図

AR：心室イベント後心房不応期内センシング，AP：心房ペーシング，VP：心室ペーシング。
1：A Bipolar AutoGain(2.2mm/mV)　3：Markers
2：A Bipolar AutoGain(0.5mm/mV)　　　　　Sweep Speed：25mm/sec

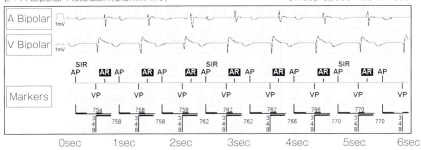

図2 RNRVASの仕組み

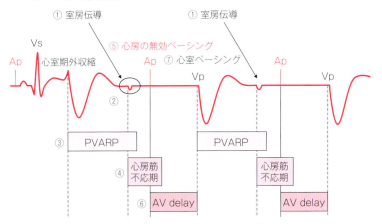

①室房伝導が生じる
②逆行性P波がPVARP内に入る
③新しいタイミングサイクルが始まらない
④逆行性P波によって心房筋不応期が生じる
⑤心房ペーシングが心房筋不応期に入るため房室伝導が生じない
⑥設定されたAV delayの後に心室ペーシングが生じる
⑦心室ペーシングによる室房伝導が生じる

RNRVASの弊害

①有効なAV間隔が得られない
②不要な心室ペーシングが入る
③心房不整脈を誘発する可能性がある
④ペースメーカ症候群に類似した症状の出現がある
⑤心房不整脈と誤認識されモードスイッチが作動し，房室同期が得られなくなる
⑥心房不整脈検出機能(atrial high rate episodes)での検出が不正確になる

などがあげられます。正確な心房不整脈の把握には保存された心内電位記録の確認も重要となります[2]。

（河野律子）

文献

1) Kohno R, Abe H, Oginosawa Y, et al: Failure of atrial capture during DDIR pacing in a patient with sinus node disease and preserved atrioventricular conduction: what is the mechanism? Pacing Clin Electrophysiol 34: 1301, 2011.
2) Kohno R, Abe H, Oginosawa Y, et al: Reliability and characteristics of atrial tachyarrhythmias detection in dual chamber pacemakers. Circ J 75: 1090-1097, 2011.

> **治療の豆知識** 室房伝導は安静時のテストで出現しなくても，その存在を否定することはできません。室房伝導は存在するものとして対応しておくことが必要です。

①長いAV delayは避ける。
②心拍数に応じてAV delayが自動調整される機能を利用する(例：rate adaptive AV delayなど)。
③心房レート上昇が生じる機能の使用は控える(例：心房細動予防機能，心拍応答機能など)。

III 今さら聞けないペースメーカのフォローアップ

Question 76 これってペーシング異常ですか① QRSの途中に入るspike

- QRSの途中に入るspikeの異常としてまず考えることは，自己QRS波をsensing failureしていないかどうかです．この場合，リードトラブル(断線，dislodgement)などの原因を検索し感度を鋭くすることや，場合によってはリードの再留置など対処が必要です．
- 一方，最近では同様の心電図波形を認めても，その多くはさまざまなデバイス機能によるものであるため，心電図で異常を判断する際には機種や設定の確認が必須です．

症例1) 自己QRS波 sensing failureの心電図(図1)

デバイスと主な設定
- VVI, 55ppm [A lead dislodgementあり，心室ペーシング(VP)％：7％のため，VVIとして使用]．

心電図の解説
- 基礎調律は洞調律，HR80bpm．LR(lower rate)より早いタイミングでのVPの後，自己QRS波に重なるVP spikeがみられます．1つ目のVPの2拍前の自己QRS波よりタイミングサイクルが発生していることから，1拍前のQRS波も感知されていないことがわかります．
- タイミング悪く先行するQRSのT波にspikeが入る可能性があり，spike on Tは心室不整脈を誘発する可能性がゼロではありません［Q77(p245)参照］．心内R波高値を確認し，感度を調整する必要があります．

図1 症例1)自己QRS波sensing failureの心電図

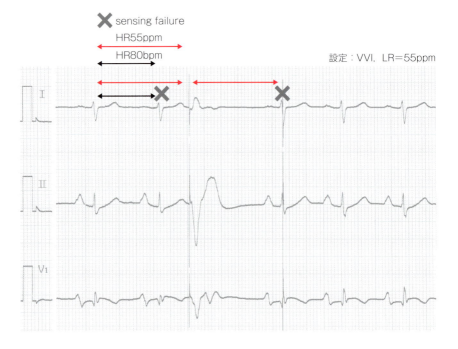

症例2)PVCの途中に入るspike(図2)

デバイスと主な設定
- VVIR,60〜120ppm。

心電図の解説
- 基礎調律は心房細動,VP,HR80ppm(レートレスポンス機能作動中)。4拍目にPVCを認め,その下降脚にspikeがみられます。一つの可能性は,心内電位が低いことによるsensing failureです。この場合は症例1と同様の対応が必要です。
- しかし,PVCに重なって入るspikeの多くは,興奮が遅れてリードに到達することで機能的なsensing failureを起こしている場合がほとんどです。この場合,spikeはPVCのQRS内またはQRS直後に入ることが通常で,

PVCのT波に重複することはありません。このため，spikeはみえても無効刺激であり，危険な不整脈を引き起こす心配もなく，特に設定変更は必要としません。
- なお，VOOやVOOR設定でも同様の波形が認められるため，モードの確認は必須です。

図2 症例2) PVCの途中に入るspike

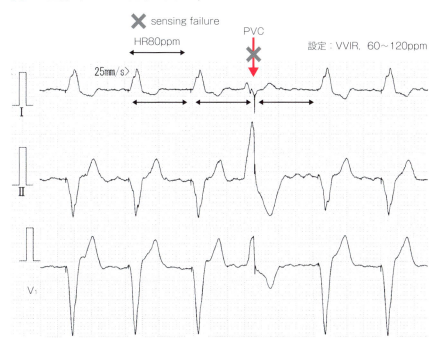

症例3) リードインピーダンス測定中の心電図(図3)
デバイスと主な設定
- メドトロニック社製植込み型除細動器(implantable cardioverter defibrillator；ICD)，Protecta™ XT DR。AAI＋，60〜120ppm，paced AV delay(pAVd)：250msec。

心電図の解説

- 基礎調律はAP-VS，HR60ppm。設定AV delayより早期にQRS波に重なる連続5拍のspikeがみられます。メドトロニック社のICD/CRT-Dは決まった時間(主な機種は3, 9, 15, 21時)に4〜24拍連続でセンシングまたはペーシングイベントに同期して微弱な電流を出し，リードインピーダンスを測定する機能があります。
- この心電図はQRS波と同期する形でVPが入り，記録時刻も15時であったことからリードインピーダンス測定中の心電図であると考えられます。これは微弱な電流であるうえにQRS波に一致してspikeを入れていますので症例2と同様，危険は伴いません。 　　　　　　　　　　　　　　　　(村上伊久子)

図3　症例3)リードインピーダンス測定中の心電図

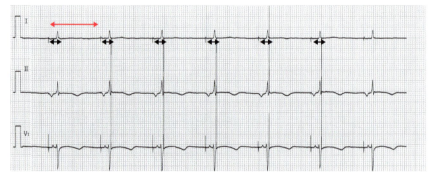

①メーカー，機種，設定を確認することが心電図判読の近道となります。
②電子カルテなどの画面上で見るだけではなく，印刷して計測することも重要です。

III 今さら聞けないペースメーカのフォローアップ

Question 77 これってペーシング異常ですか② spike on T

- spike on Tとは，心電図のT波の頂点付近に心室ペーシングスパイクが重なった状態をいいます。T波の頂点付近は受攻期という電気的に不安定な時期であり，このタイミングで心室ペーシングという電気的刺激が入ると，心室頻拍や心室細動といった致死性不整脈を誘発する可能性があります。

DDI/DDDモードの時のspike on T

- クロストーク防止のために，心房ペーシングの後には短い心室ブランキングが発生します。心室ブランキングの間に心室期外収縮が起きても感知されないので，ペースメーカは設定AV delay後に心室ペーシングを出します。このとき，AV delayが長めに設定されていると，心室期外収縮のT波の上に心室ペーシングが重なってしまうことがあります（図1）。
- まれではありますが，心筋障害や電解質異常を伴っている場合，このようなわずかな刺激でも致死性不整脈を誘発することがあります。spike on Tが多発する場合にはAV delayを短めに設定するなどの変更が必要です。

VVIモードの時のspike on T

- 図2ではR波をアンダーセンシングすることにより，T波に心室ペーシングスパイクが乗っています。この場合，致死性不整脈を引き起こす可能性があります。心内R波高の確認と感度の調整が必要です。

図1　症例①
心房ペーシング心室センシングという基本調律の間に心室期外収縮が混入しており，心室期外収縮のR波に心房ペーシングスパイク，T波に心室ペーシングスパイクが乗っている。

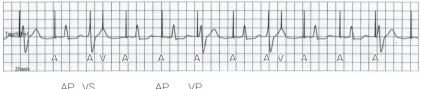

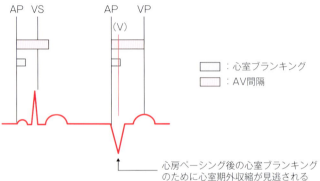

心房ペーシング後の心室ブランキングのために心室期外収縮が見逃される

図2　症例②
2拍目のR波をアンダーセンシングしており，自己脈が出ているにもかかわらず心室ペーシングを打っている。

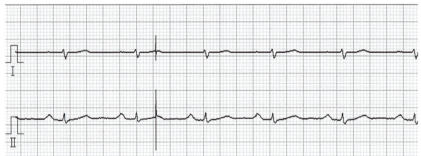

AAIモードの時のspike on T

●心室期外収縮が混入したとき(**図3**)や、Ⅰ度房室ブロック時の長いAV間隔により(**図4**)、T波の上に心房ペーシングスパイクが乗ることがあります。どちらも心房ペーシングなので、T波の上にスパイクが乗っていても心室側には影響しません。

（正木裕子）

図3　症例③
4拍目に心室期外収縮が混入しており、T波の上には心房ペーシングが乗っている。

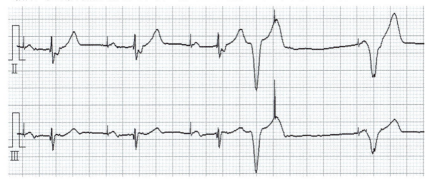

図4　症例④
Ⅰ度房室ブロックでAV間隔は長いが、R波は心房ペーシングに追従している。

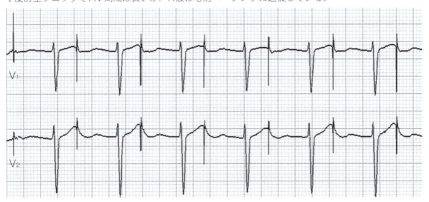

①まずはペースメーカの設定を必ず確認しましょう。
②心電図の中のスパイクが、心房ペーシングなのか心室ペーシングなのかを鑑別することが大切です。

Question 78

III 今さら聞けないペースメーカのフォローアップ

これってペーシング異常ですか③ ATに対する2:1心室ペーシング

◆ 2:1心室ペーシング

- 心房頻拍（atrial tachycardia；AT）に2:1で追従する心室ペーシング（図1）により，設定上限に近い速いレートでペーシングされます。そのため，動悸や気分不快，心不全となることがあります。また，不要な心室ペーシングやエピソード記録の増加により，電池の寿命が短縮する可能性があります。

◆ 原因

- ATの頻拍周期が心房心室（AV）間隔（AV interval；AVI）と心室イベント後心房ブランキング（post ventricular atrial blanking；PVAB）を合わせた時間よりやや短く，ATの心房電位が2回に1回PVAB内に入るためペースメーカには認識されず，心房電位2回に1回の心室ペーシングが行われます（図2）。
- ペースメーカはATの頻拍周期を2倍で認識するため，モードスイッチが作動せず，2:1心室ペーシングが維持されます。

◆ 対応方法

- ASを認識させモードスイッチを作動させるために，AVIとPVABを合わせた時間を頻拍周期より短くなるように設定します。ペースメーカではPVABが長いことがあるので短くします。植込み型除細動器（implantable cardioverter defibrillator；ICD）や両室ペーシング機能付き植込み型除細動器（cardiac resynchronization therapy defibrillator；CRT-D）などではPVABは短めなことが多いので，AVIが通常よりも長めに設定されていないか確認する必要があります。

図1 心内心電図

心拍数322msecのATに対して心室ペーシングが2：1で追従している。

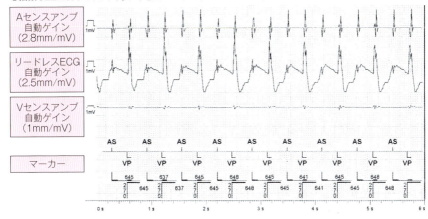

図2 ASが認識されないメカニズム

ATの電位が認識されると心房感知（atrial sense；AS）と表示される（①，③，⑤，⑦）。心室ペーシング（ventriucular pacing；VP）直後の心房電位は心室イベント後心房ブランキング（post ventricular atrial blanking；PVAB）のため認識されず，②，④，⑥の電位にはASは表示されない。

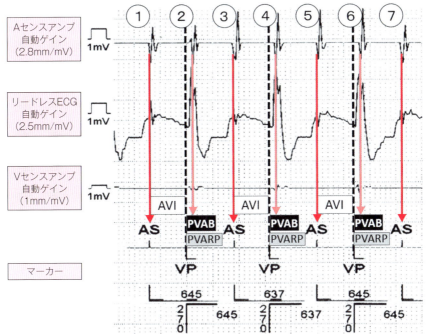

- 洞不全症候群に対してDDDモードが設定されている場合ではDDIモードに，房室ブロックでVDDモードに設定されている場合には，VVIRモードに変更するなど心房に追従しないモードに変更することで回避することが可能です。
- メーカによっては心房レートに連動し，AVIを短縮させる設定もあります。
- 心房頻拍に対する薬物療法，カテーテルアブレーションも有効です。

(持永　悠)

①心房電位がPVABで認識されないためモードスイッチが作動せず，2：1心室ペーシングが維持されます。
②頻拍周期がAVI＋PVABよりやや短い場合に発生します。
③AVI＋PVABを調節するか，心房頻拍に対する治療，心房追従しないモードへの変更で対応します。

Question 79

III 今さら聞けないペースメーカのフォローアップ

これってペーシング異常ですか④ PMT

概要(図1)

●ペースメーカ起因性頻拍(pacemaker mediated tachycardia ; PMT)とは，ペースメーカモードのDDD(R)およびVDD(R)において，心室イベント後心房不応期(post ventricular atrial refractory period ; PVARP)後になんらかの原因で発生した逆行性室房伝導を心房が感知し心室ペーシングを行い，この心室ペーシングによる逆行性室房伝導を感知し心室ペーシングを繰り返すことで発生するペースメーカによる頻拍のことです。

図1　PMT時の心電図

心房センシングー心室ペーシングの繰り返し。正常作動であるか否かの確認が必要となる。センシングテストで自己洞調律の心拍数と心房センシングレートが異なる場合や心拍数が90〜120bpm(上限レート)であれば，逆行性室房伝導によるPMTを疑う。

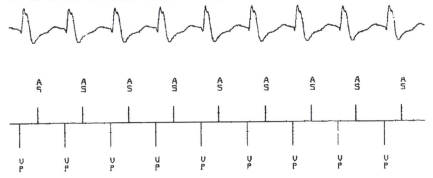

● PMT発生原因（図2）

●逆行性室房伝導が存在する症例において，次の要因が発生した場合，PMTが発生しえます。
①心室期外収縮
②心房期外収縮
③電磁干渉（electromagnetic interference；EMI）
④心房ペーシング不全
⑤心房センシング不全
⑥不適切なAV delay

図2　心房ペーシング不全からのPMT発生の1例
①心房ペーシング不全により心房興奮が得られず，②AV delay後の心室ペーシングにより逆行性室房伝導が出現，③PVARP後に逆行性室房伝導が心房で感知されれば，④上限レートまで延長されたAV delayで心室ペーシングが起こる。これが繰り返されることでPMTになる。

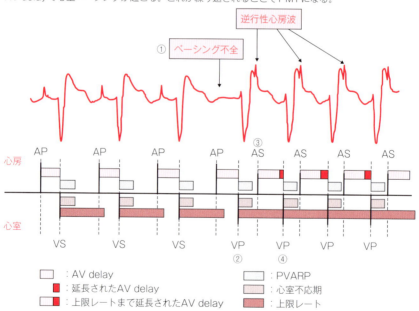

PMTの予防

①心室期外収縮，②心房期外収縮について
- 抗不整脈薬の投与やカテーテルアブレーションによる心室・心房期外収縮を抑制，除去します．

③EMIについて
- 患者環境が原因であり，EMIの原因である高周波環境や筋電位混入となるリード断線の有無・センシング極性の確認と適正化を行います．

④心房ペーシング不全，⑤心房センシング不全について
- ペーシング閾値・センシング閾値に対し適切な安全領域を有する設定に変更します．

⑥不適切なAV delayについて
- 心室自己優先機能により房室伝導が長くなると，洞調律心房波がPVARP内になってしまうことがあり，④と同じことが起こります．AV delayは長くなりすぎないように設定します．

PMT発生時の対応と再発の予防

①VVIで逆行性室房伝導時間を計測します．
②PVARPを逆行性室房伝導時間＋50msec程度に延長します〔PVARPは延長しすぎると上限レートが十分な値に設定できないことや，洞調律心房波を不応期内で検出してしまうことがある(前述の⑥不適切なAV delay)〕ため，この程度にとどめておく〕．
③PMTの自動診断機能，自動停止機能をONにします．
④わざと心房ペーシング不全を起こしPMTを発生させ，PVARPの設定，自動診断機能，自動停止機能によりPMTが停止することを確認します(図3)．

〈室井量子〉

図3 PMT停止の機序
①PMT，②PMT自動停止機能によりPVARPが強制的に400〜500msecに延長され，逆行性室房伝導が不応期内センシングとなり心室が追従しなくなる．③PMTの停止．

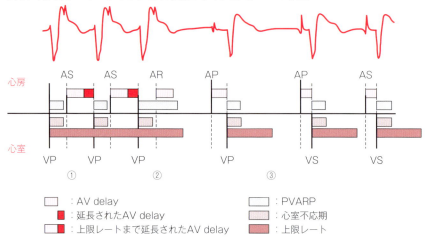

①心室ペーシングによる90〜120bpm（上限レート）の心拍数があればPMTを疑います．
②逆行性室房伝導が確認されれば，逆行性伝導時間を計測しPMT対策を行います．
③PMTが起こった場合は，PVARPを適正化し，自動診断機能や自動停止機能によりPMTが停止することを確認しましょう．

III 今さら聞けないペースメーカのフォローアップ

Question 80

これってペーシング異常ですか⑤ 心拍数が下限心拍数を下回っています！

●ペースメーカ植込み後に，心拍数が設定下限心拍数を下回っている場合，リードやシステムの問題によるペーシング不全のほかに，ペースメーカの設定に起因する可能性を考える必要があります。12誘導心電図記録やデバイスインテロゲーションを行い，次にあげるような原因を鑑別していきます。

ペーシング不全

●心房筋や心室筋の不応期以外の時相にペーシングスパイクがみられるにもかかわらず，P波やQRS波がみられません。原因としては，リードの被膜損傷や断線，電極の移動や接触不良，局所心筋の閾値上昇，リードと電池の接続不良などがあげられます。

オーバーセンシング（図1）

●T波（図1）や，筋電位などの雑音によるオーバーセンシングが起きると，実際には自己心拍はないのに，あるものと間違えてペーシングがなされないため，心拍数が設定下限心拍数を下回ることがあります。場合によっては，心停止が起きるため，非常に危険です。
●可能であれば，感度を鈍くして対応しますが，アンダーセンシングの危険性も出てきます。断線や絶縁被覆のリークも疑う必要があります。

VDDペースメーカ

●VDDモードでは，2つのタイプの刺激周期があります。1つは下限レート間隔（lower rate interval）が，絶対的に心室刺激タイミングを支配する場合です。もう1つは，AV間隔が心室刺激タイミングに影響する場合です。

●前者の場合，AV間隔中に入ったP波はセンスされず，下限レート間隔は常に一定のままです。後者の場合，機種によっては，下限レート間隔を心拍数が下回ることがあります。AV間隔中のP波がセンスされ，新しいAV間隔をスタートさせるので，VS-VPあるいはVP-VP間隔が，プログラム設定された下限レートより長くなってしまいます(**図2**)。

図1　T波オーバーセンシング

T波をオーバーセンシングし(VS→)，心拍数が設定下限心拍数を下回っている。
モード：VVI
設定下限心拍数：60ppm

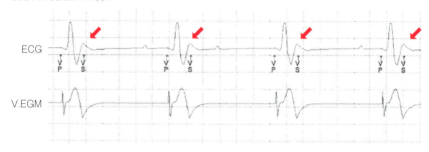

図2　VDDペースメーカ

AV間隔中のP波がセンスされ，新しいAV間隔をスタートさせるため，VP-VP間隔が，プログラム設定された下限レートより長くなっている。

モード：VDD

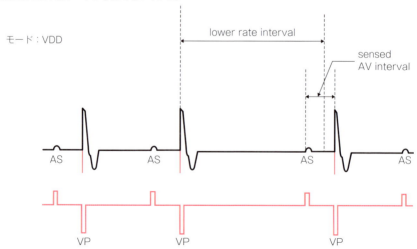

ヒステリシス(hysteresis)（図3）

- 自己心拍ができるだけ出るように，設定された下限レート間隔より一定期間だけペーシングを待つのがヒステリシスです。自己心拍を感知した次は下限レート間隔＋ヒステリシスの期間はペーシングしないため，一時的に心拍数が設定心拍数を下回ります。それでも自己心拍がなかった場合は，ペーシングが起こり，その次からは設定通りのペーシング間隔でペーシングされます。

（鎌倉　令）

図3　ヒステリシス
ヒステリシスオフ（上段），オン（下段）。

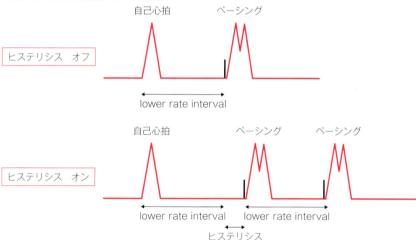

ペースメーカ植込み後に，心拍数が設定下限心拍数を下回っている場合，ペーシング不全，オーバーセンシングなどリードやシステムの問題から，ペースメーカ設定による原因を考える必要があります。

Question 81 これってペーシング異常ですか⑥ 下限心拍数以上でペーシングしています！

ペーシング異常の場合

アンダーセンシング

- ペースメーカによる自己心拍の感知がされていない場合（アンダーセンシング），自己心拍に同期せず下限心拍数以上でペーシングされ，図1のような波形になります。
- まず，自己波高，センシング感度を確認し，アンダーセンシングがないか確認しましょう。

ペーシング異常でない場合

DDIモードでのペーシング

- 図2aは下限心拍数60回/分のDDIモードで設定された際のモニター波形ですが，下限心拍数以上で心房ペーシングされています。
- 図2bに示すように，この機種では，心房・心室ともにペーシングされた場合に下限心拍数となるよう，自己の心室興奮を感知してからの心房ペーシングを，下限心拍数（1,000msec）からペーシング時のAV間隔（350msec）を引いた間隔（650msec）で行います（V-Vカウンター）。しかし心房ペーシング後150msecで自己心室波が続くため，実際の心拍周期は800msec（75回/分）と，下限心拍数より短くなります。
- 設定したAV間隔が自己のAV間隔より長いほど，ペーシングレートは設定レートより速くなります。

図1 アンダーセンシング

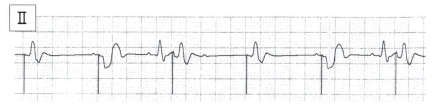

図2 DDIモード（V-Vカウンターの場合）

a

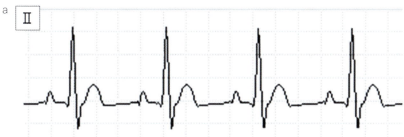

b

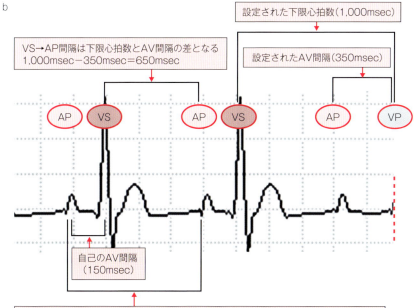

心房細動抑制機能

- 心房期外収縮を感知した際に，心房ペーシング周期を短くしてペーシング率を上げることにより，心房の興奮周期を安定させ，心房細動の抑制をはかる機能があります［Q69(p217)参照］。
- 図3aは心房細動抑制機能を有効にしたペースメーカ植込み症例で，心房期外収縮が出現した際のモニター心電図波形です。心房期外収縮後は下限心拍数以上で心房がペーシングされます。
- メーカによってアルゴリズムは若干違いますが，図3bのように，期外収縮後しばらくはペーシングレートが上がり，その後は自己心拍が感知されなければ徐々にペーシングレートが下がっていきます。

図3 心房細動抑制機能

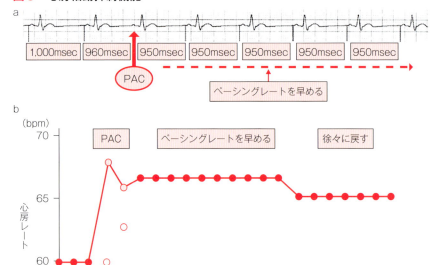

その他の場合

● オートモードスイッチ[Q6(p29)参照]，レートドロップレスポンス[Q7(p33)参照]，レートレスポンス機能などで下限心拍数を上回ってペーシングされる場合があります。詳細は別項を参照ください。　　　　　　（三嶋　剛）

Ⅲ

Question 81 これってペーシング異常ですか⑥　下限心拍数以上でペーシングしています！

Point　下限心拍数以上でペーシングされていても，極端な頻拍でなく心拍数が安定していれば，ペーシング異常ではなく，補助的な機能が働いている場合が多いです。落ち着いて波形，測定値の確認を。

III 今さら聞けないペースメーカのフォローアップ

Question 82 ポケットに大きな血腫ができてしまいました。どう対処すればよいでしょうか？

- ポケット内血腫(図1)は心臓植込み型電子機器術後に時折経験される合併症です。血腫形成が確認された場合でも原則は保存的に観察しますが、再開創による血腫除去や止血術が必要となる場合もあります。
- 特に、血栓形成予防薬内服患者、凝固系異常患者では血腫増大による皮膚トラブルのリスクが高く、血腫形成の早期発見および再圧迫手技が必要です。
- 血腫増大による再開創などの術後早期再手術はデバイス感染のリスクを上昇させる[1]ため、可能な限り保存的に観察するように努めます。

対処法

- ガーゼによる再圧迫が全例必要であり、それに加え
  ①再開創による血腫除去＋止血術の適応であるかどうか
  ②血栓形成予防薬(抗血小板薬および抗凝固薬)の休薬が可能であるかどうか
を検討する必要があります。

①再開創による血腫除去＋止血術の適応であるかどうか

- 術後早期の再手術はポケット内感染や出血リスクが増大するために可能な限り避けるべきです。しかし、血腫の急激な増大によるポケットの緊満やそれによる間断のない痛みのあるときには再手術を検討する必要があります[2]。
- 針穿刺による血液吸引は血腫形成にて吸引できない可能性があるばかりか、ポケット内のデバイスリード損傷や表在菌のポケット内への移動による感染(図2)のリスクが高いことが報告されており[3]避けるべきだと考えます。

図1 植込み型除細動器移植術後に形成したポケット内血腫(a)と創部圧迫にて保存的に加療し約1カ月後創部所見(b)
（心臓血管センター金沢循環器病院不整脈科 木村竜介先生のご厚意により掲載）

a
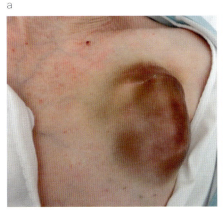

b
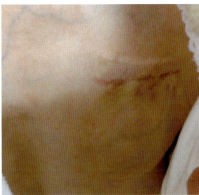

図2 60歳代，男性，ポケット内血腫形成後にポケット内感染を併発しICD本体露出

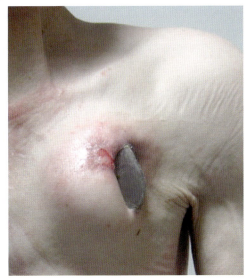

②血栓形成予防薬(抗血小板薬および抗凝固薬)の休薬が可能であるかどうか

- 血栓形成予防薬投与中の血腫形成例では原則休薬が望ましいです。
- 一方で,同剤休薬による重篤な有害事象のリスクがある場合(例:冠動脈ステント留置術後,心臓機械弁置換術後,脳塞栓リスクの高い心房細動症例など)には休薬の可否について慎重な臨床判断が必要です(**図3**)。
- 血栓形成予防薬の休薬がきわめて困難な場合は,薬剤継続のまま創部圧迫を継続しますが,必要に応じ再開創のうえで血腫除去+止血術を考慮します。

(津田豊暢,林 研至)

図3 80歳代,女性,心臓機械弁術後
ポケット内血腫形成後の抗凝固療法休薬により上腸間膜動脈に血栓塞栓をきたした(造影CT)。

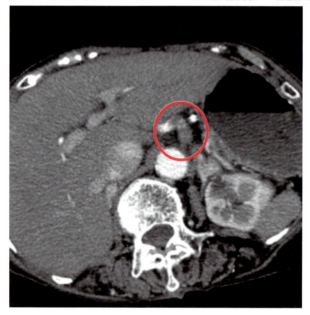

文献

1) Klug D, Balde M, Pavin D, et al: Risk factors related to infections of implanted pacemakers and cardioverter-defibrillators: results of a large prospective study. Circulation 116: 1349-1355, 2007.
2) Schoenfeld MH: Follow-up of the Paced Patient. in "Clinical Cardiac Pacing and Defibrillation (2nd ed)" (Ellenbogen KA, Kay GN, Wilkoff BL, ed). W.B. Sanders, Philadelphia, 2000, p900.
3) Byrd CL: Managing Device-Related Complications and Transvenous Lead Extraction. in "Clinical Cardiac Pacing, Defibrillation and resynchronization Therapy (3rd ed)" (Ellenbogen KA, Kay GN, Wilkoff BL, ed). W.B. Sanders, Philadelphia, 2007, p873-874.

①ポケット内血腫は早期発見による対応が重要であり，頻回のポケット観察が必要となります。
②血栓形成予防薬は原則休薬しますが，休薬によるリスクも含め総合的に判断します。
③ポケット内血腫は創部圧迫など原則保存的に対応し，針穿刺による吸引などは行わず，必要時には再開創による止血術を考慮します。
④ポケット血腫は慢性期デバイス感染のリスクファクターであり[1]，血腫改善後もポケット所見の慎重な観察が必要です。

III 今さら聞けないペースメーカのフォローアップ

Question 83 交換術2週間後にポケット部が発赤し熱感があります。どうしたらよいでしょうか？

- 植込み型ペースメーカ治療が臨床応用されてから半世紀が過ぎ，90年代以降，植込み型除細動器（implantable cardioverter defibrillator；ICD）や両室ペーシング機能付き植込み型除細動器（cardiac resynchronization therapy defibrillator；CRT-D）などのハイパワーデバイスが登場し，近年デバイス植込み数は飛躍的に増加しています。
- 2006年JACCの報告[1]によると，1996年と比較し2000年を境にペースメーカ感染は約3倍に増加しましたが，これはハイパワーデバイスの登場や適応症例の高齢化，重症化がその原因と考えられています。
- デバイス感染は0.68～1.8％と報告されています[2,3]が，その対処法に関して周知されているとは言い難いです。デバイス感染では全身的な感染所見がない場合，依然として形成外科的な姑息的手段が取られていることが多いのも現状です。
- 米国のHeart Rhythm Societyは，『心血管植込みデバイス患者の経静脈リード抜去に関するステートメント（2009年）』[4]を出し，
  ①明らかな心内膜炎，リード感染，敗血症のような全身感染を伴うデバイス感染
  ②ポケット感染，リードシステムの静脈内に明確なものを含まないポケット内膿瘍，皮膚びらん，皮膚癒着，慢性的にドレナージを要する瘻孔
  ③リードやデバイス感染が明らかでない弁膜症性心内膜炎
  ④潜在性グラム陽性菌血症患者（コンタミでない）
  のいずれもがリード抜去のClass I 適応としました。
- 一方，長期に留置されたリードは癒着しているため，リード抜去には特殊な器具が必要です。2010年より，わが国においてもエキシマレーザーシースを用いたリード抜去術が保険償還され，レーザー以外のリード抜去用器具も使用できるようになっています。本例では全身性感染症を有していなくてもデバイス全抜去を行うべきだと考えます。次に具体例を示します。

症例

- 60歳代，男性。高血圧，高脂血症既往あり。10年前に右冠動脈に対しステント留置されましたが，翌年仕事中に心室細動となり心肺蘇生を受け，後日ICD植込み術が施行されました。その後，デバイス外来を定期通院し，大きなトラブルはありませんでした。3年前電池消耗により電池交換術を施行。約1カ月前から創部の発赤（図1）を自覚，デバイス外来にてシステム全抜去の適応と判断され，入院となりました。エキシマレーザーシースを使用したリード抜去術を施行されました。
- 本症例はデバイス交換後比較的遠隔期に発生したポケット内感染症例です。血液データ上の炎症反応や発熱はなく，皮膚発赤を伴うのみでしたがリード抜去の適応と判断しました。後日心エコーおよび，実際に抜去された右室リードに付着する疣贅（図2）も確認されました。
- 比較的軽症にみえる全身性炎症を伴わないポケット感染であっても，リードに感染が及んでいる場合もあり，リードの抜去が必要です。デバイスのみ除去し，リードを短切するという姑息的手段では再発を繰り返し，再発時には，より感染が進行した状態に陥っていることが少なくありません。自施設で抜去困難な場合は早期にリード抜去可能施設へ紹介が必要と考えられます。

（池田礼史，加藤律史）

図1　ICD植込み創部
発赤を認める。

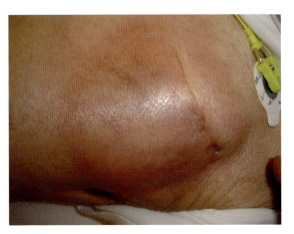

図2　抜去されたリードと付着していた疣贅

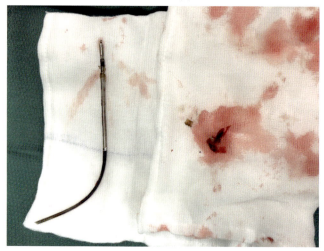

文献

1) Voigt A, Shalaby A, Saba S: Rising rates of cardiac rhythm management device infections in the United States: 1996 through 2003. J Am Coll Cardiol 48: 590-591, 2006.
2) Kiviniemi MS, Pirnes MA, Eränen HJ, et al: Complications related to permanent pacemaker therapy. Pacing Clin Electrophysiol 22: 711-720, 1999.
3) Klug D, Balde M, Pavin D, et al; for the PEOPLE Study Group: Risk Factors Related to Infections of Implanted Pacemakers and Cardioverter-Defibrillators Results of a Large Prospective Study. Circulation 116: 1349-1355, 2007.
4) Wilkoff BL, Love CJ, Byrd CL, et al: Transvenous lead extraction: Heart Rhythm Society expert consensus on facilities, training, indications, and patient management: this document was endorsed by the American Heart Association (AHA). Heart Rhythm 6: 1085-1104, 2009.

　全身性感染がなく軽症に見えるポケット感染もデバイス抜去の適応です。

III 今さら聞けないペースメーカのフォローアップ

Question 84
心室リードの穿孔が疑われます。心嚢液は貯留していません。そのまま抜いても大丈夫でしょうか？

● リードの穿孔はしばしばみられる合併症の一つです。特に，テンポラリーペーシングに用いるカテーテルは，植込みのリードより柔軟性がないものがあり，注意が必要です。

慌てて抜くのは危険

● 心室リードによる穿孔が疑われた場合，慌ててそのまま抜くことはかえって危険です。リード留置中には出血がなくとも，抜去後に出血が起きてくることを想定する必要があります。
● また，慢性期でペーシング不全・横隔膜ペーシングがなく，出血・心嚢液貯留もない状態であれば，追加のリードを植込むだけということも選択肢の一つです。
● まず，胸部X線でリードのたわみや，先端の位置の経時的な変化，心陰影の大きさなど，全体的な変化を確認します。超音波検査は，貯留した心嚢液を同定する，最も簡便で有用な検査です。また，CTでは先端の位置，心嚢液の有無や量を確認します。
● 心嚢液は，癒着などの影響により溜まり方が均一でなく，心臓の背側や右房の横などに偏在することがあり，高度肥満例や肺気腫例など，さまざまな理由によりエコーで確認できない血腫や心嚢液が，CTでは容易に確認できることもあります。手術にて心嚢液や血腫のドレナージを行う際にはCTでの位置確認が有用です。

リードを抜くときには

● ハイブリッド手術室，もしくはカテーテル室など，X線透視下に抜去を行います。外科のドクターに声をかけておき，コール時にはすぐにきてもら

える環境がよいです。ペースメーカ植込みの適応であれば，心室リード抜去とともに，植込み術を行います。万が一，抜去後に心タンポナーデを呈しても外科的な処置を直ちに行えるように，頸部から大腿まで広く消毒して備えます。
- 一般的に心囊ドレナージ術は，剣状突起下か，第四～五肋間に4～8cm程度の皮膚切開を置いて行います。胸骨正中切開での止血が必要となる可能性もあります。
- ペースメーカの植込みを行った後，透視下にリードをゆっくりと引き抜きます。胸壁からのエコーで心囊液の有無や量に変化がないかをチェックします。
- もし，少量の心囊液があっても，血圧など循環に影響がないようであれば経過観察も可能です。このときは，処置後にエコーなどでフォローする必要があります。反対に，右房や右室が圧排される所見があれば，心囊の穿刺，もしくは外科的なドレナージの絶対的な適応と考えられます。
- 多くは，ドレナージをして血行動態が安定すれば，経過観察するだけで出血は止まります。ドレーンを入れても，出血が持続するときには，開胸での止血も考慮します。

診断が難しいことも

- リードの先端の位置確認では，CTでも100％の信頼があるわけではないようです。図1の症例では，右内頸静脈から挿入したリードの先端(→)が，

図1 CTでの診断が難しい症例

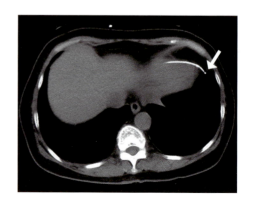

右室を穿孔して肺まで到達しているようにみえます。
- 実際にこの後，弁膜症手術と同時にペースメーカ植込みとリードの抜去を行いましたが，リードは穿孔しておらず，穿孔した痕跡もありませんでした。
- リードの穿孔に際しては，心囊液の有無にかかわらず，落ち着いて慎重に対応することが重要です。

（中嶋博之）

Question 84

心室リードの穿孔が疑われます。心囊液は貯留していません。そのまま抜いても大丈夫でしょうか？

① 穿孔していても，リードの抜去は必要ないこともあるので，個々の患者の状況に応じた対応を検討しましょう。
② 抜去は，出血やタンポナーデによる事態にも対処できるように準備して，X線透視下に行いましょう。
③ 少量の心囊液であれば，経過観察も可能です。その際にはエコーで増加がないか，こまめにチェックが必要です。
④ 心囊液は，全周性に溜まるとは限らないので，エコーだけでなくCTによる評価も有用です。

III 今さら聞けないペースメーカのフォローアップ

Question 85
当直医です。X線でリードがdislodgeしているのを発見しました。どうすればよいでしょうか？

- 経静脈リードを使用した恒久的ペースメーカ植込み手術の術後早期から遠隔期の合併症として、リードdislodge、ポケット内血腫などの出血トラブル、感染、心筋穿孔、気胸などがあげられます。
- リードdislodgeは術後早期から遠隔期にわたりいずれの時期でも起こりうる合併症ですが、一般的に早期に多く、早期合併症のうち2割を占め[1]、全植込み患者の1〜2%で生じると報告されています[2,3]。
- 先端のずれによるmicro-dislodgeの場合は、胸部X線ではわかりにくいこともありますが、胸部X線上のリードのずれや閾値不良やペーシング・センシング不全などから発見されることが多いです。具体例をあげましょう。

症例

- 80歳代、男性。2013年年末、胃がんの術前精査にて心電図施行。完全房室ブロックを指摘されたため当科紹介。一時ペースメーカを留置し、胃がんに対しては腹腔鏡下に胃全摘施行されました。第9病日恒久的ペースメーカ植込み術施行（図1）、術後問題ありませんでしたが、11病日フォローのX線にて心房リードdislodgeを確認（図2）、第15病日心房リード再固定を行いました。
- 本症例のようにX線上明らかな場合は、可能な限り早期に再手術を検討すべきだと考えます。特に、前述のようにペーシング依存度の高い症例、閾値などの問題で長期の使用に耐えないと考えられる場合は、早期の再手術が必要です。screw-inタイプのリードではスクリューが露出したままで危険でもあります。
- 本症例では幸い心室リードは問題なく、ほぼVVI作動が行われていましたが、ペーシング依存度の高い症例におけるペーシング不全は非常に危険であるため、植込みされたペースメーカを高出力に変更するか、もしくは一

時的ペースメーカの留置によって心拍確保を緊急で行わなくてはなりません。またセンシングが異常となり，spike on Tになったりすることもあり，dislodgeが確認されたときは，最初に患者のバイタルとモニター心電図でペーシング状態の確認が必要です。dislodgeした心室リードの刺激で期外収縮が頻発することもあります。この場合には緊急で再手術を行いリード

図1 ペースメーカ植込み直後，側面像

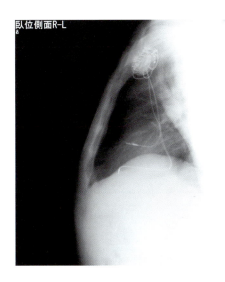

図2 第11病日，側面像
心房リードのdislodgeを認める。

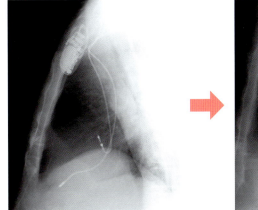 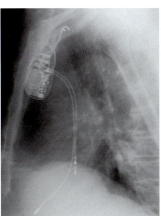

の再固定を行う必要があります。
- 心房リードに比べて心室リードは脱落しにくく，X線上明らかでないmicro-dislodgeも多いです。右室流出路中隔ペーシングは体位でのリード移動が少なく，dislodgeは少ないと報告されています[4]が，植込み型除細動器(implantable cardioverter defibrillator；ICD)のショックリードなど重量のあるリードは，X線での注意深い経過観察が必要でしょう。

（池田礼史，加藤律史）

文献

1) Fleck T, Khazen C, Wolner E, Grabenwoger M: The incidence of reoperations in pacemaker recipients. Heart Surg Forum 9: E779-782, 2006.
2) Aggarwal RK, Connelly DT, Ray SG, et al: Early complications of permanent pacemaker implantation: no difference between dual and single chamber systems. Br Heart J 73: 571-575, 1995.
3) Kiviniemi MS, Pirnes MA, Eränen HJ, et al: Complications related to permanent pacemaker therapy. Pacing Clin Electrophysiol 22: 711-720, 1999.
4) Vlay SC: Right ventricular outflow tract pacing: practical and beneficial. A 9-year experience of 460 consecutive implants. Pacing Clin Electrophysiol 29: 1055-1062, 2006.

①症状，バイタルを確認しましょう。
②ペーシング，センシングの状態を確認しましょう。
③早期に再手術が必要です。

Question 86　CSペーシングで横隔神経刺激を認めます。対応法を教えてください

横隔神経刺激の対処法

- 左横隔神経は左心耳の前方，後方，あるいは左心耳を縦断し，左室側壁を下方に走行し横隔膜に至ります。左室ペーシングリード留置に適した冠静脈側壁枝，後側壁枝を高い確率で通過します。しかし，相対的に，横隔神経は縦，冠静脈は横方向に走行するため，横隔神経と冠静脈が近接（直行する）部位は1点に限定されます。横隔神経刺激を回避する最大の要素は電極位置と神経との距離です。
- 解剖や造影検査所見から，左室リード留置に適した左室側壁・後側壁領域には90%以上の患者で2本以上の冠静脈の枝が走行します。当初のターゲット血管で横隔神経刺激があれば，異なる側枝を選択することもあります。
- しかし，左室壁運動最遅延部位へのリード留置が心臓再同期療法効果発現の鍵とする報告も多く[1]，ターゲット血管へのリード留置が強く推奨されます。従来，そのような場合には，リード先端位置の変更（遠位・近位，あるいは先端を異なる側々枝へ留置）で対応してきました。
- しかし，4極リードの登場でこの問題への対処が容易になりました。左室4極リード間での双極ペーシングの組み合わせ，右室リードとの組み合わせで多様なペーシング極性を選択できます。さらに，機械的左室最遅延部位は冠静脈側枝近位側に多いです。側枝遠位にリード先端を置くことでdislodgeのリスクを低減させ，かつ，最遅延部位である近位でペーシングを可能としました。横隔神経は左室中部から遠位に多く，冠静脈側枝近位部ペーシングは横隔神経回避の面でも有用です。
- 植込み手技の際には，仰臥位で深呼吸や咳嗽時に横隔神経刺激のないことを確認します。しかし，横隔神経とペーシング部位の関係は体位で変わり，心臓のリモデリング/リバースリモデリングによる影響も受けます。多様なペーシング極性を選択できる4極リードであれば，術後，プログラマーか

らのペーシング極性変更で，非観血的に横隔神経刺激を回避することもできます。
- 各社特有の機能を有する4極リードが使用可能です。しかし，現時点では(2015年3月)，4極リード対応デバイスは両室ペーシング機能付き植込み型除細動器(cardiac resynchronization therapy defibrillator；CRT-D)が先行しており，4極リード対応両心室ペースメーカ(CRT pacemaker；CRT-P)が使用可能なのは1社のみです。今後，各社から4極リード対応CRT-Pが発売される予定です。
- 術中には横隔神経刺激がないのを確認したのに，術後に横隔神経刺激を認めた場合の対応方法には限りがあるため悩ましい問題です。前述のように4極リードを使用していた場合にはペーシング様式を変更することで回避できる可能性が高いですが，左室2極リードでは大きな変更は不可能です。このような場合には，可能なペーシング極性すべてで心室のペーシング閾値と横隔神経の刺激閾値を測定し，できるだけ閾値の違いが大きいペーシング様式を探すことになります。右房や右室のペーシング設定は刺激閾値の2倍，といった大きなマージンを確保して出力を決定しますが，左室においては左室閾値プラス1V，横隔神経刺激閾値との兼ね合いによっては左室閾値プラス0.5Vといった少しのマージンで設定することも少なくありません。仰臥位だけでなく，側臥位や座位，立位でも横隔神経刺激の出現がないかを確認することが重要です。

（福沢公二）

文献
1) Khan FZ, Virdee MS, Palmer CR, et al: Targeted left ventricular lead placement to guide cardiac resynchronization therapy: the TARGET study: a randomized, controlled trial. J Am Coll Cardiol 59: 1509-1518, 2012.

①心筋と横隔神経刺激閾値を各ペーシング極性で測定し，横隔神経刺激のない，あるいは両者の差が大きい極性を選択しましょう。
②4極リードの登場によって術中・術後の横隔神経刺激の回避は比較的容易になっています。

III 今さら聞けないペースメーカのフォローアップ

Question 87 非持続性心室頻拍が履歴に残っていました。どのように対応すればよいでしょうか？

- 心室不整脈は，基礎心疾患の有無や左室収縮能の程度・発作出現時の患者の状況により予後は大きく異なります[1]。
- 虚血性心疾患などの基礎心疾患がなく，左室機能が維持されている大半のペースメーカ植込み患者は，10連発以上の非持続性心室頻拍であってもほとんどが経過観察可能な性状の頻拍です。

診断

- ペースメーカ機種ごとに診断アルゴリズムに違いがあり（**表1**），実際は上室不整脈でも心室不整脈として診断されることがあります。また，脚ブロックなどにて遅延した心室電位や，T波のダブルカウントセンシングなどによる偽陽性所見も高頻度で含まれており，安易な判断はせず必ず確認が必要です[2]。心房電位と心室電位をそれぞれ確認し，心室期外収縮より開始し心房・心室解離が確認されれば心室頻拍と診断できます。
- 現在の新規のペースメーカでは，心内心電図記録（intra cardiac electrogram：EGM）を参照でき，単形性か多形性かの診断が可能です。また自己脈の心内電位との比較も診断には有用です（**図1**）。
- VVIモードであれば上室性頻拍との鑑別が困難ですが，通常房室結節の伝導を抑えられている場合（ペーシング率が低い場合），一定以上のレートの自己脈はほぼ心室頻拍と診断されます。しかし，必要に応じてHolter心電図での確認を行います。

対応

- EGMが確認できる場合は，発作出現時のST変化の有無をまず確認し，履歴時の症状の確認とともに急性冠症候群が背景にないか確認します。また

頻拍停止後の自己心内電位上のQT延長の有無の確認とともにクリニック時の12誘導心電図上のST変化やQT間隔の確認をします。
●心不全症状の有無およびペースメーカ症例となった基礎疾患(弁膜疾・心サルコイドーシス・合併する心房細動に対する薬剤性QT延長症候群や虚血性心疾患など)の確認をします。これら背景心疾患の病態悪化あるいは顕在化が不整脈の原因となっている場合があります。このため,体表面心電図にてR波の減高など心機能低下の進行を疑う変化がないか確認します。

表1　最近の各社MRI対応ペースメーカと心室不整脈検出アルゴリズム

	メーカー	セント・ジュード・メディカル社(フルボディ)	ソーリン・グループ社	バイオトロニック社(フルボディ)	ボストン・サイエンティフィック社	メドトロニック社
	システム名	Everything and MRI	KORA Pacing System	ProMRI®	ImageReady™	SureScan®
	対応ペースメーカ	Accent MRI™(Nuance MRI) モデル:PM2224/PM1224/PM1124	KORA 100(SR/DR)	Etrinsa 8 Pro (Etrinsa 6 Pro)	INGENIO™ MRI モデル:J175/J176/J177	Advisa MRI® モデル:A3DR01/A3SR01
心室頻拍	VT認識基準	【高心室レート】 心房頻拍検出レートとは別に検出レートを設定でき,またそのレートが設定サイクル数連続した際にエピソードを取得する心室レート閾値(min-1) 125～300(25間隔) 連続高心室レート サイクル数 2, 3, 4, 5, 10, 15, 20 【連続PVC】 心房イベントを伴わない心室センシングイベントが設定サイクル数連続した際にエピソードを取得する連続 PVC数 2, 3, 4, 5	直前のRR間隔に対しての75%の早期性を持ったR波が5連以上継続した場合,V Burstとして認識,記録する	・心室レートがHVR counter(前進/後退カウンタ)の設定拍数HVR limitを満たした場合にエピソード開始となり,IEGMが記録される	【初期検出】 10拍のスライド検出窓のうち8拍が頻拍検出レートを超える(On Setの3拍は連続していなければならない) 【持続検出(Duration)】 初期検出を満たした後,10拍のスライド検出窓のうち6拍以上が10秒間頻拍検出レートを超える 【VT or SVT判定】 duration内の最新10拍のVVレートとAAレートの平均レートを比較。平均VVレートが平均AAレートより10bpm以上速い場合VTと判定 *頻拍検出レート:90～220(初期設定160)	【VTモニターイベント】 心室センシングインターバルが16個連続してプログラムしたVTモニタ検出インターバルより短かった場合(nominal:VTモニタゾーン400msec) 【VT-NSイベント】 心室センシングイベントが5回以上16回未満連続してプログラムしたVTモニタゾーン内に入る場合(nominal:VTモニターゾーン400msec) 【単発PVC定義】 最新自己心拍4心拍の平均の69%未満のセンシングイベントをPVCとして定義(回数を記録) 【連続PVC定義:2～4心拍】 アルゴリズムは単発PVC定義と同様で,単発PVCを含めた最新自己心拍4心拍の平均の69%未満のイベントが2～4心拍連続した場合を連続PVCとして定義(回数を記録)
	EGM	高心室レート EGM最長持続時間 20秒,30秒,1分,2分,3分,4分,5分 高心室レートプレトリガ最長持続時間(秒) 2, 10, 14, 20, 30, 40, 50, 60 チャンネル 1, 2, 3	On Setから記録	検出してから前75%後ろ25%を記録	On Set3拍目の前5秒と後10秒	【VTモニター】検出前6秒,停止前10秒 【VT-NS】停止前10秒

図1 実際の心内心電電位（EGM）

a：洞不全症候群に対し，ペースメーカ挿入されている症例。450msec以上の周期に心室頻拍に対し履歴を残す設定とし，夜間就寝時に記録された約8秒の非持続性心室頻拍履歴。心内電位記録（EGM）より，まず心房性頻拍や心室電位のダブルカウントによる偽陽性所見がないことを確認。

b：①比較的長めの連結期530msecの心室期外収縮から頻拍が開始し，②最終330msecまでの周期に序々に周期が短縮する頻拍。③心内電位では有意なST変化はなく，心内電位上極性に変化がないため単形性の心室頻拍と診断。また洞調律時の心室電位と興奮極性が近似していることよりこの頻拍の起源は正常刺激伝導系（あるいはその近傍）由来の非リエントリー性メカニズムの頻拍が推測される。自覚症状なく明らかなQTの延長や心機能も問題ないためこの頻拍については介入せず。

a
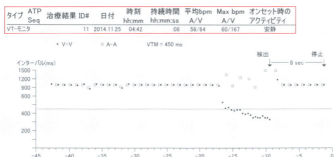

b
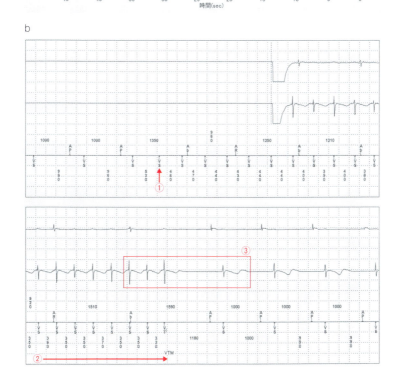

- 無症候例のほとんどが以上の所見に当てはまらず積極的治療介入の必要性はありませんが(図1)，変化が疑われる例であれば可及的速やかに心エコーで確認します。

植込み型除細動器(ICD)へのアップグレードを考慮する場合とは

- 非持続性心室頻拍の出現にて植込み型除細動器(implantable cardioverter defibrillator；ICD)デバイスの適応評価には，背景心疾患の存在の有無を確認したうえで心不全の重症度と低左心機能評価が重要です。そのうえで可逆的疾患(主に虚血性心疾患)であるか非可逆的(主に非虚血性心疾患)な病態かの確認をします。
- 循環器病ガイドライン[3]に沿って十分適切な治療が行われているにもかかわらず，NYHA機能分類Ⅱ度あるいはⅢ度の心不全があり，心エコー検査にて左室駆出率(left ventricular ejection fraction；LVEF)が35％以下であった場合はICD適応が考慮検討されます。
- 低左心機能例(LVEF35％以下)で心不全がない場合でも，電気生理学的検査にて持続性心室頻拍・心室細動の誘発がなされれば適応が検討されます。
- 近年進行性の病態が考慮される心サルコイドーシスが強く疑われる症例やラミン関連性心筋症など拡張型心筋症が背景にあることが診断されればICDまたは両室ペーシング機能付き植込み型除細動器(cardiac resynchronization therapy defibrillator；CRT-D)へのアップグレードを前向きに検討する必要があると報告されています[4,5]。

(貝谷和昭)

文献

1) Katritsis DG, Siontis GC, Camm AJ: Prognostic significance of ambulatory ECG monitoring for ventricular arrhythmias. Prog Cardiovasc Dis 56: 133-142, 2013.
2) Nowak B, Sperzel J, Rauscha F, et al: Diagnostic value of onset-recordings and marker annotations in dual chamber pacemaker stored electrograms. Europace 5: 103–109, 2003.
3) JCS Joint Working Group: Guidelines for Non-Pharmacotherapy of Cardiac Arrhythmias (JCS 2011). Circ J 77: 249-274, 2013.
4) Betensky BP, Tschabrunn CM, Zado ES, et al: Long-term follow-up of patients with cardiac sarcoidosis and implantable cardioverter-defibrillators. Heart Rhythm 9: 884-891, 2012.
5) van Rijsingen IA, Arbustini E, Elliott PM, et al: Risk factors for malignant ventricular arrhythmias in lamin a/c mutation carriers a European cohort study. J Am Coll Cardiol 59: 493-500, 2012.

①まず，心内電位の確認により診断の確かさを確認します。
②続いて，急性虚血および心不全の有無を確認します。
③ペースメーカ植込み時からの心機能の変化がないかを確認し，その変化がない場合のほとんどは経過観察が可能です。
④進行性の病態背景の存在は植込み時に診断されていなくても，植込み後数年はフォローが必要で，新規の心室頻拍イベントがその診断の根拠となる場合があり，心電図・心エコー検査はその診断に重要です。

III 今さら聞けないペースメーカのフォローアップ

Question 88 心房細動が履歴に残っています。どう対処したらよいですか？

- ペースメーカには心房頻拍エピソード（atrial high rate episode；AHRE）やモードスイッチの回数が記録され，そこから心房細動の発生を読み取ることができます（図1）。
- ただし，そのほかの上室頻拍，上室期外収縮の連発，R波のfar-fieldセンシングやリード不全に伴うノイズなども心房細動としてイベント履歴が残ることがあります。その他の測定値の確認も含め，履歴の解釈には注意が必要で，記録が残っていれば心内心電図も確認しましょう。

疫学

- ペースメーカ植込み患者におけるAHREと脳血管障害の関係を評価した報告がいくつかあります。
- Capucciらは，AHREが1日以上持続した症例では，1日未満の症例と比較すると，高率に血栓塞栓症を発症すると報告しています[1]。
- ペースメーカまたは植込み型除細動器植込み術を受けた2,580例を観察したASSERT研究では，AHREの持続を6分以上と定義し，AHREを認めた症例では年間2.5倍の血栓塞栓リスクがあることを示しています。また，この研究ではCHADS$_2$スコアが3点以上でAHREを認めれば，血栓塞栓症のリスクが年間4％弱にもなることに言及しています[2]。

治療

- まず，履歴のイベントが心房細動と診断できれば，一般的にCHADS$_2$スコア1点以上で抗凝固療法を導入すべきでしょう。
- 短時間のAHREに対してすぐに抗凝固療法を導入することが患者へ恩恵をもたらすかに関してはさらなる研究が必要ですが，その持続時間や

CHADS₂スコア・出血リスクといった患者背景を考慮して抗凝固療法導入時期を見極めましょう。
- また，年齢や患者の病態に応じて薬理学的またはカテーテルアブレーションによる洞調律維持を試みることも大切です。
- ペースメーカの履歴だけでは診断が不十分な場合には，Holter心電図による確実な診断が望まれます。

（黒井章央）

図1　ペースメーカに記録された心房細動発生状況の履歴
心房細動の持続時間や頻度などの情報を得ることができる。

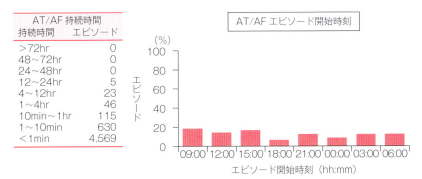

文献

1) Capucci A, Santini M, Padeletti L, et al: Monitored atrial fibrillation duration predicts arterial embolic events in patients suffering from bradycardia and atrial fibrillation implanted with antitachycardia pacemakers. J Am Coll Cardiol 46: 1913-1920, 2005.
2) Jeff SH, Stuart JC, Michael RG, et al: Subclinical atrial fibrillation and the risk of stroke. N Engl J Med 366: 120-129, 2012.

①最近のペースメーカには心房細動感知機能を有するものが多く，心房細動の早期発見につながりますが，履歴の解釈には注意が必要です。
②AHREの持続時間やCHADS₂スコアなどの患者背景を考慮して抗凝固療法の開始時期を検討することが大切です。

III 今さら聞けないペースメーカのフォローアップ

Question 89

ペースメーカ側の上肢がむくむと訴える患者がいます。どうしたらよいですか？

- ペースメーカ留置後上肢腫脹を認める患者の頻度は，全留置患者中1〜3％程度といわれています。そのような場合，ペースメーカリード関連の静脈の狭窄や血栓閉塞が疑われます。造影CT，上肢静脈エコーもしくは上肢静脈造影を用いて狭窄および血栓閉塞部位の評価を確認し，適切な処置が必要になります。

原因

- ペースメーカリード挿入部位での局所の炎症やリードによる血流停滞が原因となり，狭窄や血栓閉塞をきたすと考えられています。

診断

- 自覚症状としてペースメーカ留置側の上肢，鎖骨周囲および頸部の疼痛，腫脹，発赤があります。そのような症状を認めた場合はリード関連の静脈狭窄や血栓閉塞を疑います。
- 留置側の上肢の軽度腫脹のみである場合には，数日〜数週間の経過で自然軽快することも多く経験されます。これは鎖骨下静脈が閉塞した場合にも皮静脈など側副血行路が次第に発達してくるためです。自験例の検討では，ペースメーカ植込み患者の2〜3割程度は無症状に鎖骨下静脈が閉塞していました。
- 静脈炎を疑う場合や自覚症状の強い場合には造影CT（図1），上肢静脈エコー（図2），もしくは上肢静脈造影を行い，狭窄および血栓閉塞の有無を確認します。一方で，上肢静脈血栓症の6％程度に肺血栓塞栓症を合併するといわれており，肺血栓塞栓症の合併の有無の検索も必要です。

図1 血栓閉塞の造影CT所見
リード挿入後血栓閉塞した70歳代，女性．

a：無名静脈に造影不良像あり血栓を示唆する

b：左鎖骨下静脈のリード挿入部での血栓像

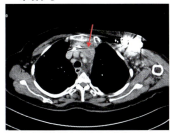
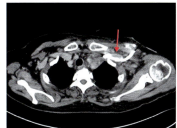

c：左内頸静脈まで至る血栓像

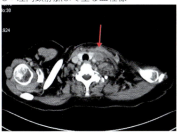

図2 血栓閉塞の静脈エコー所見
図1と同一症例．
a：レポート表：無名静脈，左鎖骨下静脈および左内頸静脈の血栓完全閉塞．
b：左内頸静脈における低エコーで充満する血栓像．
c：左鎖骨下静脈における充満する血栓像（カラードプラにても血流シグナルを認めず）．

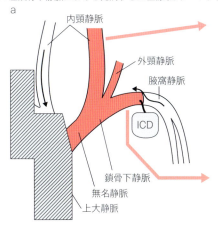
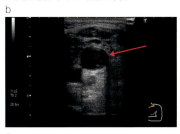
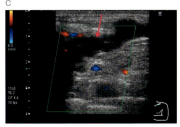

Question 89 ペースメーカ側の上肢がむくむと訴える患者がいます．どうしたらよいですか？

対処法

- 症状が残存しており血栓閉塞を確認した場合は,禁忌でない限りは抗凝固療法(未分画ヘパリン,フォンダパリヌクス,ワルファリンなど)を開始します。自覚症状が強い症例で出血のリスクが少ない場合,血栓溶解療法(ウロキナーゼ24万単位/日)の追加投与を考慮します。
- 基本的にはリード抜去の必要はないですが,リード機能不全や感染を併発した場合はリード抜去を検討します。

(辻　明宏)

血栓性静脈炎に伴う発赤,発熱,炎症反応の上昇を認める場合もあります。血栓性静脈炎では,急性期の抗凝固療法開始にて炎症は落ち着く場合が多いですが,改善のない場合は感染の合併を考慮しないといけません。

III 今さら聞けないペースメーカのフォローアップ

Question 90 ペースメーカ植込み後の運転は許可してよいですか？

- ペースメーカ植込み後に不整脈により意識を失ったことがなければ，原則許可されます。診断書の提出も必要ありません。
- ペースメーカ植込み後も意識消失を認める場合には，運転は原則禁止であり，失神の原因究明と治療などによる原因の排除が必要です。運転の再開には医師の「発作の観点から，運転を控えるべきとはいえない」旨の診断を必要とします。

関連法規

- ペースメーカを含めたデバイス植込み後の運転は，道路交通法，道路交通法施行令，警察庁交通局運転免許課長通達により定められています。

道路交通法[1] (道路交通法第九十条)

- 道路交通法では，

「一　次に掲げる病気にかかっている者　イ　幻覚の症状を伴う精神病であつて政令で定めるもの　ロ　発作により意識障害又は運動障害をもたらす病気であって政令でさだめるもの　ハ　イ又はロに掲げるもののほか，自動車等の安全な運転に支障を及ぼすおそれがある病気として政令で定めるものは免許を与えない(拒否)，又は六月を超えない範囲において免許の保留する」

と定めています。また，免許をもっているものについても，第百三条で免許の取消し，停止が定められています。

道路交通法施行令[2] (道路交通法施行令第三十三条の二の三第二項)

- 道路交通法のロに当てはまる疾患について道路交通法施行令では，

「一　てんかん(発作が再発するおそれがないもの，発作が再発しても意識障害及び運動障害がもたらされないもの並びに発作が睡眠中に限り再発す

るものを除く。）　二　再発性の失神（脳全体の虚血により一過性の意識障害をもたらす病気であって，発作が再発するおそれがあるものをいう。）　三　無自覚性の低血糖症（人為的に血糖を調節することができるものを除く）」と定められています。

警察庁交通局運転免許課長通達[3]

- 再発性の失神の内容およびその運転許可の対応については，警察庁交通局運転免許課長通達により，ペースメーカ植込み後に（ア）意識を失ったことがある場合には運転は原則禁止されます。
- 運転の再開には，医師が原因および治療・再発性を考慮し，「発作のおそれの観点から，運転を控えるべきとはいえない」旨の診断を行った場合にのみ許可されます。
- また（イ）意識を失ったことがない者については原則許可と定められており，運転には医師の診断は必要ありません。

ガイドライン

- 以上，関連法規に則って日本循環器学会から「ペースメーカ，ICD，CRTを受けた患者の社会復帰・就学・就労に関するガイドライン（2013年改訂版）」[4]が発表されています。

（谷本耕司郎）

文献
1) 道路交通法（昭和三十五年六月二十五日法律第百五号）最終改正：平成二六年一一月二一日法律第一一四号
2) 道路交通法施行令（昭和三十五年十月十一日政令第二百七十号）最終改正：平成二六年一二月二四日政令第四一二号
3) 警察庁交通局運転免許課長通達：一定の病気等に係る運転免許関係事務に関する運用上の留意事項について．警察庁交通局，平成26年8月8日．
4) 循環器病の診断と治療に関するガイドライン（2012年度合同研究班報告）：ペースメーカ，ICD，CRTを受けた患者の社会復帰・就学・就労に関するガイドライン（2013年改訂版）．
http://www.j-circ.or.jp/guideline/pdf/JCS2013_okumura_h.pdf

①ペースメーカ植込み後の運転は原則許可されます。
②ペースメーカ植込み後にも意識消失を認める場合には，運転は原則禁止です。
③ペースメーカ植込み後の運転は道路交通法，道路交通法施行令，警察庁交通局運転免許課長通達により定められています。

Question 91

III 今さら聞けないペースメーカのフォローアップ

整骨院で電気治療を受けていいか聞かれました。どう答えたらよいでしょうか？

- 低周波治療器とはパッド型導子を複数個皮膚に貼り付けて通電し，神経や筋肉に温熱効果を発生させる機械です．整骨院などで使用されています．
- ペースメーカ植込み後の電気治療は禁止されています．心臓植込み型デバイス術後に電気治療を受けると，デバイスの適切な作動が妨げられたり，不適切に作動したりする可能性があります．
- 低周波治療器に限らず，電気メスやラジオ波治療器・ハイパーサーミアなど体内に電気の流れる治療の多くは，ペースメーカへの電磁障害が懸念されており，表題の答えとしては，メーカーや臨床工学技士の立会いが必要とされ，立会いが困難な場合は治療を避けるべきとなります．

伝導電流障害

- 低周波治療器は，回路上にあるパッド型導子の間の組織に電気を流すことで温熱効果が発揮されます．しかし，患者や機器とほかの導体がコンデンサを形成し，意図しない回路に電気が流れる場合があります（図1）．これを漏れ電流といい，それによる障害を伝導電流障害といいます．
- 低周波治療器により流れる電流は最高数百Hz程度とさほど高い周波数ではないため，インピーダンスは高いものの，コンデンサにより形成された回路に心臓が入った場合，伝導電流障害が発生する可能性があります．
- また，患者に接してコンデンサを形成している導体の面積が広いほど，面している距離が近いほどインピーダンスは下がり，漏れ電流は流れやすくなります．コードの取り回しや周囲の機器の配置でも影響の度合いは変化します．
- 医療機器にはフローティングという漏れ電流を防止する機構があり，また表皮効果により高周波成分は分散し，漏れ電流の影響は微々たるものになるかもしれません．導電障害以外の原因により電磁障害が生じる可能性も

あります。
- しかし，一般の方にも想像しやすいであろう漏れ電流を説明できるということは表題の質問に答えるうえで有用だと思われます。

（吉村高寛，佐藤俊明）

図1　伝導電流障害

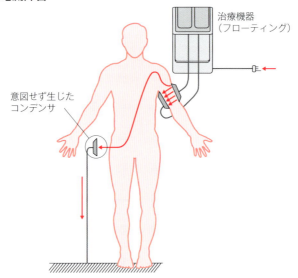

電気治療を受けると，漏れ電流などによりペースメーカの適切な作動が妨げられたり，不適切に作動したりする可能性があることを理解してもらうことが大切です。

II 今さら聞けないペースメーカのフォローアップ

Question 92

ペースメーカは本当に携帯電話の影響を受けるのですか？

心臓ペースメーカと携帯電話

- ペースメーカはユニポーラ，バイポーラにかかわらず，携帯電話の影響を受けます。総務省が模擬人体と植込み型医療機器を用いて，平成24年7月25日以降にサービスが行われている方式の携帯電話端末を用いて植込み型医療機器への影響を調査した結果，携帯電話から最長で3cm程度の隔離距離で変動磁界による影響を受ける場合があることが確認されています。
- 総務省の平成24年度「各種電波利用機器の電波が植込み型医療機器へ及ぼす影響を防止するための指針」では，
  ①携帯電話端末使用および携行に当たっては，植込み型医療機器の装着部位から15cm程度以上離すこと
  ②混雑した場所では，付近で携帯電話端末が使用されている可能性があるため注意を払うこと
  と明記されています。ペースメーカ装着患者が過度に携帯電話の影響に神経質にならないためには，15cmという指針は十分な安全域をもって設定された距離であることも正しく伝える必要があると考えます。

携帯電話による電磁干渉のメカニズムと防止策

- 携帯電話における変動磁界の原因として，携帯電話のアンテナ部分とペースメーカのコネクタ部分で生じる磁気結合があげられます。この磁気結合が，ペースメーカ本体とリード線で囲まれる領域において発電効果をもたらす結果，雑音電位が発生し電磁干渉を惹起します。ペースメーカが雑音電位をセンシングするとペーシングを抑制してしまい，重大な心事故につながる可能性があります。
- 近年，雑音電位などに対する妨害電波排除機能を搭載している植込み型医

療機器が開発され，雑音電位に対するペーシング抑制の報告は少なくなっています．携帯電話による電磁干渉の防止策としては，総務省の指針を理解し，患者に携帯電話をデバイス植込み部位付近のポケットに入れない，通話は植込み部位の反対側で行うなどの指導が必要です．

（石原隆史，永井啓行）

文献
1) 総務省：各種電波利用機器の電波が植込み型医療機器へ及ぼす影響を防止するための指針．
2) 豊島 健：携帯電話が心臓ペースメーカに与える影響とは．日本応用磁気学会誌 23: 1, 1999.

①携帯電話端末を植込み型医療機器の装着部位に密着させないように注意し，できるだけ15cm以上離すこと．
②携帯電話を使用するときは反対の耳で使用すること．
③携帯電話を植込み部位付近のポケットに入れないこと．

III 今さら聞けないペースメーカのフォローアップ

Question 93 患者が家の近くにある高圧架線を心配しています。どう答えたらよいでしょうか？

電磁障害のメカニズムとしての「高電圧交流電界」について

- ペースメーカなどが外部の電磁界から電磁干渉（electromagnetic interference；EMI）を受けるメカニズムの一つに人体が高電圧交流電界に曝された場合があります。頭上に高電圧を発生するものがあり，その電圧が変動すると体内に変動電界による電流が流れるようになります（図1）。高電圧交流電界の場合，人体内に誘起される電流は電界強度に比例し，50Hzの周波数で5kV/mの強度で体内に50μAの電流が生じるといわれています。
- 頭上に高電圧のものがあると，人体内に交流電流が誘起されEMIが生じます。しかし，市街地の高圧架線（図2）は経済産業省令「電気設備に関する技術基準を定める省令」（平成9年3月27日通商産業省令第52号）で，「地表上1mにおける電界強度が3kV/m以下になるように施設しなければならない」と規制されているため，市街地などに立っている鉄塔や高圧架線の真下の地上では，ペースメーカなどに影響はなく，心配はいりません。
- 注意を要するのは，高圧架線真下の高層住宅のビルや屋上に出る場合，一部の地方のJRおよび新幹線などの車両基地に勤務し，多数並んだ架線の下を移動する場合です。車両基地などで架線が多数，一定間隔で並んでいる車両所などの内部では影響があることが判明していますが，車両基地の外および新幹線の駅のホーム，踏切などは問題ありません。

（磯村健二）

図1 高電圧交流電界による電磁干渉　**図2** 市街地の高圧架線

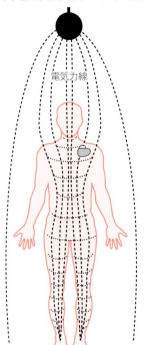
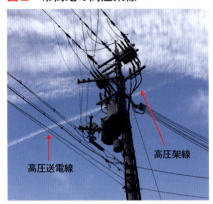

文献
1) 山之内良雄, 熊谷浩一郎, 豊島 健, ほか：高電圧交流電界がペースメーカに及ぼす影響. 不整脈 18: 504-510, 2002.
2) 豊島 健：ペースメーカ/ICD治療の工学的問題点. Therapeutic Research 28: 236-241, 2007.
3) 日本CDRセンター：第8「CDR認定取得」を目指すための「業界指定講習会」テキストⅠ. p86, 309.

①高圧架線は，経済産業省令で地表上1mにおける電界強度が3kV/m以下に規制されており，ペースメーカが影響を受け始める5kV/mより小さい値です。
②送電線直下でも，家の中などではもっと弱くなります。
③北海道，東北，北陸，九州のJR在来線の電化区間では20,000V，新幹線では25,000Vの交流架線を使用していますので，注意が必要です。
④電車の架線は高さが地表5m程度と低いですが，通常の踏切では影響ありません。

III 今さら聞けないペースメーカのフォローアップ

Question 94 リニアモーターカーはペースメーカに影響しないのでしょうか？

● 最も一般的なリニアモーターカーの原理は，通常の円筒形のモーターを，魚の開きのように平板状に展開し，外側の固定子(駆動部)を車両側に，内側の回転子(磁性体の塊)を軌道側に平板状(リアクションプレート)に配置し，回転力を水平駆動力に変換したリニアモーター(図1)によって推進される車両のことをいいます。モーターの構造を薄くでき，車両の小型化に役立ちます。リニアモーターカーには通常の電車と同様の車輪で，レール上を走行する鉄輪式と，磁気で車体を浮上させて走行する磁気浮上式があります。

鉄輪式

● このうち鉄輪式(図2)はすでに東京都，横浜市，大阪市，神戸市，福岡市などの地下鉄の一部路線で運行されています。これらは車軸の下に配置された駆動部とレール中央のリアクションプレートで推進され，ペースメーカなどには影響しないことが確認されています。

磁気浮上方式

● 一方，磁気浮上方式は，さらに分類でき，わが国には，日本航空が開発に着手し，その後中部エイチ・エス・エス・ティ開発へと受け継がれたHSST方式と，JR東海が開発を進めているMaglev方式があります。

● これらはいずれも，本来は時速300km以上の高速運行を前提に開発が進められてきました。このうちHSST方式は，2005年の愛知県での「愛・地球博」の開幕に合わせて開業した愛知高速交通の東部丘陵線(リニモ，図3)に採用されましたが，これは時速100km以下の都市型交通システムに改められた方式で，開業前の調査では，ペースメーカなどには影響しないこと

図1 リニアモーターの構造

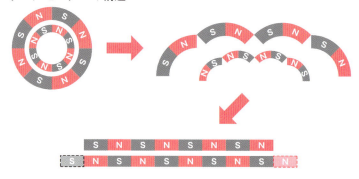

図2 鉄輪式リニアモーターカーの例
（一般社団法人 日本地下鉄協会ウェブページより許諾を得て引用）

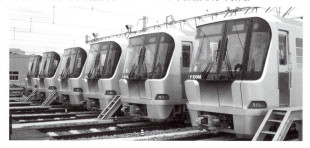

図3 HSST方式リニアモーターカーの例
（愛知高速交通株式会社ウェブページより許諾を得て引用）

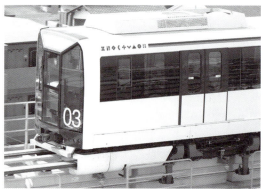

が確認されています。

● 一方，Maglev方式は2027年開業予定のJR東海の中央新幹線に採用されるもので，強力な超伝導マグネットを使用して磁気浮上走行するものです（図4）。この方式では，当初は漏洩磁界による影響が懸念されていました。しかし，その後，人体の電磁界への曝露に対する国際的関心が高まり，その結果，国際防護指針[1]が制定され，車両内外への漏洩磁界を指針値以下に抑える対策がなされました。ペースメーカなどへの影響も，現在までの調査では見つかっていません。しかし，開業に向けて，実際の運用に即した形態でのより綿密な確認が望まれます。

（豊島　健）

図4　Maglev方式のリニアモーターカー
　　　［東海旅客鉄道株式会社(JR東海)より提供］

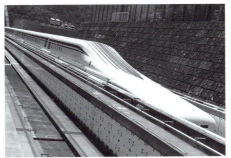

文献
1) 国際非電離放射線防護委員会（ICNIRP）：時間変化する電界，磁界及び電磁界による曝露を制限するためのガイドライン（300GHzまで）．1998年4月．

①リニアモーターは従来のモーターを魚の開きのように扁平な形に展開したもの。
②リニアモーターを使用した鉄道には，鉄輪式と磁気浮上式があります。
③リニアモーターを使用した公共交通機関はすべて調査され，ペースメーカなどには影響しないことがわかっています。

III 今さら聞けないペースメーカのフォローアップ

Question 95 ペースメーカの患者にAEDは使っていいですか？

- AEDによるペースメーカ本体ならびにリードへの影響はまったくないとはいえませんが，致死性の心室不整脈の除細動を成功させることのほうが重要であるため，迷うことなくAEDを使用すべきです。
- ただし，AEDを使用する際，少しだけ工夫することにより，ペースメーカ本体やリードへの悪影響の可能性をほとんどなくすことが可能です。

ペースメーカ植込み患者にAEDを使用する際の注意点

- 植込み機器本体（ジェネレータ）に電極パッドが近いと，通電によりペースメーカの感知および捕捉機能に悪影響を及ぼす可能性が高まるため，過去の報告[1]をもとに，8cm以上離すことが推奨されています。
- 同様に，過去の報告[1]では，前胸部と背中（心臓の前後）に電極パッドを貼ることにより，ペースメーカ本体およびリードへの悪影響を回避できた可能性が示唆されており，余裕があればこの貼り方がよいかもしれません（図1）。しかしながら，貼り付けに手間取って蘇生が遅れるのは避けなければならず，8cm以上離すことができれば，例えば，左胸に植込みがなされている場合，右前胸部と左側胸部に電極を貼り，右胸に植込みがなされている場合，左側胸部と右側胸部にするということで構いません（図2）。
- AEDの種類によってはペースメーカによるペーシング波形へのフィルター処理機能がないものがあります。そして，単極ペーシングによるペーシングスパイクは振幅が大きいため，自己波と誤認される可能性が高くなります。よって，ペースメーカ植込み症例においてこれらの条件がそろったときに，AEDの自動解析による心室細動の検出およびショックの実施を妨げる可能性があります[2]。万が一そのような状況になった場合は，すぐに心臓マッサージを再開することが重要です。

（添木　武）

図1 電極パッドを前胸部と後胸部に貼る場合の位置

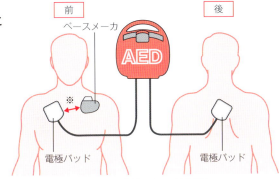

※電極パッドとペースメーカ本体は8cm以上離す

図2 電極パッドを2つとも前胸部に貼る場合の位置

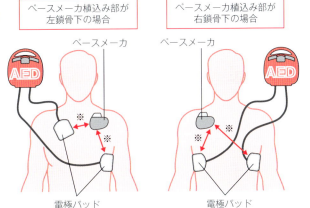

※電極パッドとペースメーカ本体は8cm以上離す

文献

1) Manegold JC, Israel CW, Ehrlich JR, et al: External cardioversion of atrial fibrillation in patients with implanted pacemaker or cardioverter-defibrillator systems: a randomized comparison of monophasic and biphasic shock energy application. Eur Heart J 28: 1731-1738, 2007.
2) Monsieurs KG, Conraads VM, Goethals MP, et al: Semi-automatic external defibrillation and implanted cardiac pacemakers: understanding the interactions during resuscitation. Resuscitation 30: 127-131, 1995.

①ペースメーカ本体と電極パッドは8cm以上離すのが理想的ですが、除細動を早期に行うことが最も優先されます。
②まれにペーシングスパイクをAEDが誤認識し、除細動が抑制される場合があります。

III 今さら聞けないペースメーカのフォローアップ

Question 96

MRI対応ペースメーカの見分け方を教えてください

- 条件付きMRI対応心臓植込み型電子機器(cardiac implantable electronic devices；CIED)を植込んだ患者に対するMR検査の実施に際して，CIEDのチェックが必須です．

条件付きMRI対応ペースメーカの見分け方

- 下記いずれかの方法で条件付きMRI対応CIEDを確認できた場合のみMR検査を実施．
  ① 条件付きMRI対応カードとCIED手帳
  ② プログラマを使用してCIED本体とすべてのリードがMR検査対応製品であること
  ③ X線画像を使用してCIED本体に有するX線識別コードにより，製造会社およびモデルを確認(この方法を用いた場合，リードについては上記2法のうちいずれかの方法によりMR検査対応製品であることを確認)
- X線不透過マーカーによるX線識別コードからの，製造会社および型式の見分け方を**図1**に示します．

MRI撮像時の注意点

MR装置チェック

- 使用MR装置は1.5T円筒型ボア型(RFパルス：64MHz，最大空間勾配≦20T/m)．
- 使用MR装置の一軸あたりの最大勾配スルーレートは200T/m/sec以下．
- MR装置のラジオ波による人体に吸収されて熱となる比吸収率(specific absorption rate；SAR)は，IEC 60601-2-33(JIS Z 4951)に規定されている通常操作モード(全身2.0W/kg以下，頭部3.2W/kg未満)で，CIEDの種

図1 胸部単純X線画像によるX線識別コードからの製造会社および型式の確認

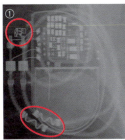
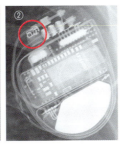

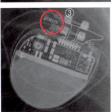
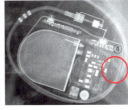

①Advisa MRI™ &
CapSureFix MRI®
(メドトロニック社製)
X線識別コード：PVX

②Evera MRI®(メドトロニック社製)
X線識別コード：PFZ

③INGENIO™ MRI
(ボストン・サイエンティフィック社製)
識別番号：▲BSC011

④Accent MRI™
(セント・ジュード・メディカル社製)
X線識別コード：SJM HM MRI

類により全身4.0 W/kg以下，頭部3.2 W/kg未満の設定可能．

MR撮像モード

- パラメータ確認．
- 電池容量の残存．
- リード抵抗値(心房：200～1,500 Ω，心室：200～3,000 Ω)．
- ペーシング閾値(＜2.0V, 0.4msec)．
- センシング閾値．
- 撮像モードへ切替える前に設定値の記録．
- パルス幅1.0msec，パルス振幅5.0Vまたは7.5Vにおいて横隔膜刺激がある患者にはMR検査を実施しない．
- リード損傷またはリードインピーダンス測定値が設定したリードインピーダンスの範囲外を示す患者にMR検査を行わない．

MR撮像モード切替時
- プログラマーによるMR検査室への入室前にCIED設定をプリントアウト。
- MR検査終了後，撮像モードを解除しCIED設定を入室前設定へ戻す。

（山田雅亘）

文献
1) 独立行政法人　医薬品医療機器総合機構．医療機器の添付文書情報
   http://www.pmda.go.jp/PmdaSearch/kikiSearch/
2) 日本医学放射線学会（JRS），日本磁気共鳴医学会（JSMRM），日本不整脈学会（JHRS）：MRI対応植込み型不整脈治療デバイス患者のMRI検査施設基準．2014年1月8日．
3) 日本医学放射線学会（JRS），日本磁気共鳴医学会（JSMRM），日本不整脈学会（JHRS）：MRI対応植込み型不整脈治療デバイス患者のMRI検査実施条件．2014年11月13日．

①CIEDの種類によりMR装置と撮影モードに違いがあるため，各施設において添付文書から一覧表を作成することが大切です。
②ペースメーカのみならず，ICDやCRTにおいてもMRI対応製品が次々に登場しています。X線によるデバイスの確認は，ほかの方法で確認できない場合に有用です。

Question 97 MRI非対応のペースメーカを間違えて撮像してしまいました！

III 今さら聞けないペースメーカのフォローアップ

●従来，ペースメーカ植込み患者に対するMRI検査は禁忌でした．MRI非対応ペースメーカ植込み患者へのMRI撮像により，次のような事象が発生する可能性があります．

リード先端の発熱

●高周波によりリード先端近傍が発熱し心筋組織を損傷することにより，刺激閾値の上昇をきたします．

不必要な心筋刺激

●高周波パルスと磁場により発生した誘導電流が刺激電位となり，高頻度刺激が発生します[1]（図1）．

図1　高周波パルスによる高頻度刺激（文献1より引用）

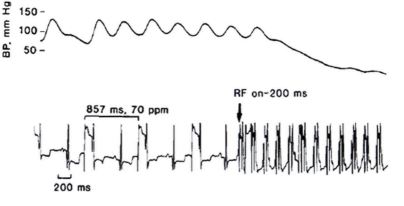

不適切な刺激抑制

- ペースメーカが高周波や磁場による干渉を受けてオーバーセンシングし，必要なペーシングパルスを抑制します。
- 誘導電流がペーシングパルスと同時に生じると，通常のペーシングパルスを減弱する場合があります（キャンセルパルス）。

設定モードの変更

- MRIの磁場により，ペースメーカがリセットされ非同期モードへ設定変更されます。磁場の検知によりマグネットモードへ移行します。

電池消耗

- テレメトリー回路の受信コイルに電流が流れることにより，電池消耗が加速します。

誤ってMRI非対応ペースメーカ植込み患者を撮像してしまったら

- 前述のような事象が考えられるため，誤ってMRI非対応ペースメーカ植込み患者を撮像した場合は，刺激閾値，心内波高値，リード抵抗，電池電圧の測定，設定パラメータの確認をする必要があります。
- 異常を認めたら設定変更を行いますが，ごくまれにペースメーカ本体の交換を要することもあります。古い機種ではMRI撮影が問題となることが報告されていますが，比較的新しいペースメーカでは改良がなされており，MRI非対応でも問題が起きることは珍しくなっています。
- 2012年10月より，わが国において条件付きMRI対応ペースメーカの使用が開始されました。従来のMRI非対応のペースメーカと共存することから，MRI非対応ペースメーカに対して誤ってMRI撮像をしてしまう事例も増えてくる可能性があります。
- 欧米ではMRI非対応のデバイスのMRI撮像の可能性について研究がなされており，デバイスに悪影響を及ぼす可能性は低いことが報告されていま

す[2]。誤って撮像されたことは問題ですが，事後の対応としては慌てることなく適切な検査を行い対応することが重要です。

（三浦俊二）

Question 97 MRI非対応のペースメーカを間違えて撮像してしまいました！

文献

1) Hayes DL, Holmes DR Jr, Gray JE: Effect of 1.5 Tesla nuclear magnetic resonance imaging scanner on implanted permanent pacemakers . J Am Coll Cardiol 10: 782-786, 1987.
2) Nazarian S, Roguin A, Zviman MM, et al: Clinical utility and safety of a protocol for noncardiac and cardiac magnetic resonance imaging of patients with permanent pacemakers and implantable-cardioverter defibrillators at 1.5 tesla. Circulation 114: 1277-1284, 2006.

① MRI非対応ペースメーカ植込み患者に対するMRI撮像は，リード先端の発熱による閾値変化，ペーシング刺激異常，設定モードの変更，電池消耗などの異常が発生する可能性があります。
② もし誤ってMRI撮像してしまったら，異常が発生していないかをチェックする必要があります。

III 今さら聞けないペースメーカのフォローアップ

Question 98　遠隔モニタリングの仕組みと運用の実際を教えてください

- 心臓植込み型電子機器（cardiac implantable electronic device；CIED）を植込まれた患者は，CIEDのチェックを行うために定期検診を受ける必要があります．増加の一途を辿る植込み患者の定期検診は，植込み患者と医療機関の双方で負担となっています．
- 遠隔モニタリングは2008年にわが国で薬事承認され，約4万人の植込み患者に導入されています．2010年からは診療報酬の算定（2012年改定）が可能となりました．

仕組み

- 遠隔モニタリングとは，患者が自宅に居ながらにして，医療者サイドでCIEDのデータを閲覧することができるシステムです（図1）．CIEDと中継機器（図2）の間で行われるデータ通信は，患者の操作が必要な手動タイプと，操作が不要な自動タイプがあります．

図1　遠隔モニタリングの仕組み
患者の自宅に設置した中継機器によりCIEDデータを読み込み，電話回線（3G）を使用して専用サーバーへ送信する．医療施設のスタッフはインターネット経由でCIEDデータを閲覧する．

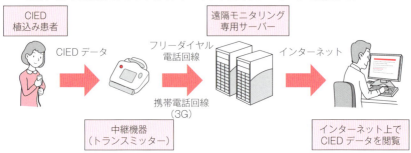

図2 各社の中継機器(トランスミッター)(各社より提供)
現在,5社で遠隔モニタリングが可能。

a:LATITUDE™
(ボストン・サイエンティフィック社製)

b:Merlin.net™
(セント・ジュード・メディカル社製)

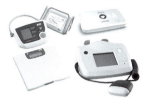
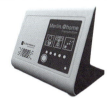

c:CareLink®(メドトロニック社製)　　d:Home Monitoring®
　　　　　　　　　　　　　　　　　(バイオトロニック社製)　　e:SMARTVIEW™
　　　　　　　　　　　　　　　　　　　　　　　　　　　　　　(ソーリン社製)

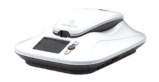
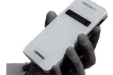
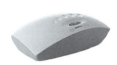

有用性と安全性(表1)

● 遠隔モニタリングは,定期検診で課題となっていた患者と医療機関の負担を軽減することが可能です。また,デバイス異常や不整脈の早期発見と対応が可能です[2,3]。しかし,遠隔モニタリングが緊急対応の手段ではないという点に注意する必要があります。
● 遠隔モニタリングによるフォローアップの安全性は,諸外国の大規模臨床試験により報告されています[2,3]。さらに最近では,生命予後改善の効果も報告されています[4,5]。

運用の実際

● 当院では,多職種で構成されるリモートモニタリングチームにて遠隔モニタリングを運用しています。必要となる業務を各スタッフで分担することにより,負担軽減を図っています(表2)。

表1 遠隔モニタリングの有用性と安全性

① 今まで定期検診に来なければ見られなかったCIEDデータがインターネット上でどこからでも閲覧可能
② リード損傷,バッテリー異常などのCIEDシステム異常や無症候性の不整脈イベントに対して早期発見と介入が可能
③ 刺激閾値,心内波高値などのパラメータをCIEDが自動で測定できるようになり,遠隔モニタリングでデータチェックを行えば,定期検診の回数を減少させることが可能
④ 患者にとっては医療費と交通費(特に遠隔地)も莫大であり,医療経済的にも有益である
⑤ 通常フォローアップと比較して,合併症の発生率に差はない(安全なフォローアップツール)
⑥ 通常フォローアップと比較して,心血管関連の入院日数が短縮されるだけではなく,死亡率も低下させる(生命予後を改善する効果がある)

表2 リモートモニタリングチームの役割

① 患者への説明と同意書の取得	→ 医師
② 植込み後,Web上への患者登録	→ ME
③ 送信機器の使用方法の指導	→ RMナース
④ 次回送信日,外来受診日のお知らせ	→ 医師,秘書
⑤ 送信できているかどうかの確認,指導	→ ME
⑥ 受信データのダウンロード	→ ME
⑦ 受信データの所見付け	→ ME,医師
⑧ 受信データに対する対応	→ 医師

- データ送信スケジュールはパターン化しており,送信データの受信確認と解析は臨床工学技士と医師が行います。送信スケジュール管理からデータ解析までの作業は,データベースを用いて運用しています。
- 2010年からは遠隔モニタリングの浸透と運用支援を目的としたデバイスセンターの取り組みを開始し,近隣の病院やクリニックと連携を図っています(図3)。
- 遠隔モニタリングは,各施設の目的に合わせた運用方法と体制づくりが必要であり,医師を中心とした連携(チームワーク)が最も重要です。

(竹中祐樹)

図3　遠隔モニタリングを活用した連携

植込み施設は外来の負担が軽減し，クリニックは増収が見込まれる。患者は近医での受診により負担が軽減される。

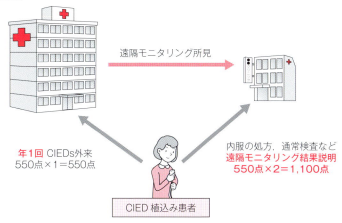

文献

1) 伊藤浩：遠隔モニタリング実践マニュアル―植込み型デバイス活用術　第1版（西井伸洋，編），文光堂，東京，2012，p242.
2) Varma N, Epstein AE, Irimpen A, et al: Efficacy and Safety of Automatic Remote Monitoring for Implantable Cardioverter-Defibrillator Follow-Up: The Lumos-T Safely Reduces Routine Office Device Follow-Up (TRUST) trial. Circulation 122: 325-332, 2010.
3) Crossley GH, Boyle A, Vitense H, et al: The CONNECT (Clinical Evaluation of Remote Notification to Reduce Time to Clinical Decision) trial: the value of wireless remote monitoring with automatic clinician alerts. J Am Coll Cardiol 57: 1181-1189, 2011.
4) Saxon LA, Hayes DL, Gilliam FR, et al: Long-term outcome after ICD and CRT implantation and influence of remote device follow-up: The ALTITUDE survival study. Circulation 122: 2359-2367, 2010.
5) Hindricks G, Taborsky M, Glikson M, et al: Implant-based multiparameter telemonitoring of patients with heart failure (IN-TIME): a randomised controlled trial. Lancet 384: 583-590, 2014.

①患者と医療機関に多くのメリットをもたらす新しいフォローアップツールです。
②緊急対応の手段として確立されていない点に注意が必要です。
③施設ごとに体制を整え，運用にはチームワークが不可欠です。

Question 99 III 今さら聞けないペースメーカのフォローアップ

充電できるペースメーカがあるという噂を聞きました。本当ですか？

- 一般的にペースメーカとよばれている機器は，正確には心臓ペースメーカのことを指します。治療の方法により，心臓ペースメーカ，植込み型除細動器(implantable cardioverter defibrillator；ICD)，両室ペーシング機能付き植込み型除細動器(cardiac resynchronization therapy defibrillator；CRT-D)およびCRT-Pに区別されますが，いずれも心臓の治療を目的としています。心臓の治療を目的とした心臓ペースメーカなど(図1)では，充電式の電池を使用した機器は実用化されていません。
- 心臓ペースメーカなどとは異なるのですが，非常によく似た形状の治療器で植込み型の神経刺激装置とよばれる機器があります。この機器は，疼痛治療やParkinson病を治療する機器になります。神経刺激装置の最新の機器では，充電式の機器が存在しています。
- ではなぜ心臓ペースメーカなどでは，充電式の機器が存在しないのでしょうか？ それは，使用される疾患の重篤度が異なることが大きな理由です。
- 心臓ペースメーカなどはライフサポートデバイスともいわれ，電池切れによる機器の停止が発生すると命にかかわる可能性があり，重大な問題になります。それに対し，神経刺激装置はたとえ電池切れを起こし，停止したとしても命に別状があるわけではないことが両者での決定的な違いになります。
- 技術的には，充電式の電池の場合，その充電量(どれだけ充電されているか)を正確に把握することが難しいことと，充電を繰り返すうちに充電可能な電池容量が減っていくことも心臓ペースメーカなどで充電式の電池が使用されない要因になります。
- 技術革新が進み，これらの問題点が解決されれば，将来的に心臓ペースメーカなどでも充電式の製品が開発される可能性はあると考えます。**(藤本　裕)**

図1 心臓の治療が目的となるペースメーカ

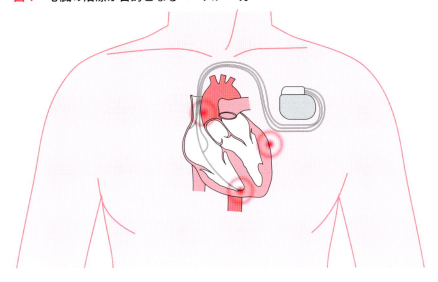

 心臓ペースメーカなどでは，充電式の電池を使用した機器はありません。電池切れが生命を脅かすリスクが高いためです。

Question 99

充電できるペースメーカがあるという噂を聞きました。本当ですか？

Question 100 今さら聞けないペースメーカのフォローアップ

ペースメーカは焼却すると爆発すると聞きました。死後は取り出すのですか？

- 正確には爆発ではなく，高温（600℃以上）で熱せられることにより，ペースメーカ本体が耐えられなくなり，破裂します。
- 火葬時のペースメーカの破裂については早くから指摘されており，ペースメーカ本体が収納されているパッケージ内に日本医用機器工業会・ペースメーカ協議会（現日本不整脈デバイス工業会；JADIA）から処理に関するお願い（図1）が同封されています。
- また，日本不整脈学会・JADIAからは火葬時の指針が出されています。

指針

① 主治医により，火葬時に破裂することを家族に説明する。
② ペースメーカの摘出は強制しない。摘出できる場合は摘出する。
③ 葬儀の際，家族から葬儀係員にペースメーカが植込まれていることを申告し，葬儀係員から火葬場係員に申告する。
④ 火葬場で破裂音が起きるまでは（30分以内）窓の開閉は行わない。

- 少し前は本体に穴を開けるとの記載がありましたが，現在では不慮の事故をなくすために穴は開けないようになっています。

不整脈治療に使用されるほかの植込み型デバイスの場合

- 現在，不整脈治療に使用される植込み型デバイスはペースメーカのほかに数種類（植込み型除細動器や植込み型心電計など）あり，内蔵電池も多様化していますが，対応は変わりません。実際は火葬しても破裂規模は小さく，摘出されずにそのまま火葬されている場合も多くあります。
- ペースメーカについては植込んだままでの火葬について全国の火葬場との合意がなされていますが，除細動器については統一された見解が現在のと

ころありません。ペースメーカと同様に火葬場に申告し，火葬場が取り出しを要求した場合には取り出す必要があります。死亡確認後に取り出したデバイスは感染性廃棄物の金属扱いで破棄してください。除細動器の場合にはショック放出による出火の可能性がありますので，頻拍の検出または治療をoffとすることを忘れないことが重要です。　　　　　　　　　　（德弘　誠）

図1　日本医用機器工業会・ペースメーカ協議会「処理に関するお願い」
（文献3より引用）

```
医療関係者各位殿                日本医用機器工業会
                              ペースメーカ協議会

              ペースメーカの処理に関するお願い

       ペースメーカは高温（600℃〜800℃）で破裂する場
     合もありますので，患者さんの御家族の方にもこの旨
     を徹底させ，患者さんの体内にペースメーカが植込ま
     れている旨を御家族の方から火葬場へ申告し，不慮の
     事故防止に御協力頂けますよう，御配慮の程よろしく
     お願いします。又，摘出されたペースメーカを廃棄す
     る場合は医療廃棄物として処理してください。（ペー
     スメーカは火中に投じないようご注意ください。）
       尚，御不明な点がございましたら各販売会社へ御連
     絡下さい。                              以　上

BRA04E-605
9023-0108U10000j
```

文献
1）日本不整脈学会．http://jhrs.or.jp/
2）社会問題小委員会報告：火葬時のリチウム電池ペースメーカーの取り扱いについて．
3）日本医用機器工業会/ペースメーカ協議会：ペースメーカの処理に関するお願い．
　　https://www.hospital.kasugai.aichi.jp/wp-content/uploads/2010/08/pacemaker_syori.pdf

地域によってはペースメーカが植込まれたままでは火葬を断られる場合も報告されていますが，除細動ではない通常のペースメーカであれば取り出しは不要です。家族や葬儀係員に火葬場に事前申告するように説明しましょう。

Question 100　ペースメーカは焼却すると爆発すると聞きました。死後は取り出すのですか？

索引

あ

アスピリン	113
アンカリング（スーチャ）スリーブ	145
安静度	196
アンダーセンシング	210, 258
意識消失	287
インナーカテーテル	140
インピーダンス	52, 289
植込み型除細動器	280
右室心尖部ペーシング	76
右室中隔ペーシング	76
右室ペーシング	90
エキシマレーザーシース	266
エラスター針	130
遠隔モニタリング	199, 306
塩酸デクスメデトミジン	108
エンドレスループ頻拍	238
横隔神経刺激	275
オートモードスイッチ	29
オーバーセンシング	210, 255
オーバードライブペーシング	33
オプション機能効果判定基準	202

か

開始カウント	31
開心術	116
ガイドワイヤー	127, 140
外部動線	49
可吸収性止血薬	114
下限心拍数	255
下限レート間隔	255
加速度センサー	38
カテーテル室	92
カニュレーション	138
冠静脈造影	140
冠静脈解離	139
完全洞房ブロック	68
完全房室ブロック	156
気胸	129, 190
機能的パラメータ設定	202
逆行性P波	36, 238
キャンセルパルス	304
仰臥位低血圧症候群	84
局所麻酔	105, 154
──麻酔薬中毒	106
緊急ペーシング機能	12
金属アレルギー	98
クロストーク	22, 45, 65
クロピドグレル	113
経静脈リード	81
経皮的血管形成術	87
血胸	190
血腫	114, 193
血栓形成予防薬	262
血栓性静脈炎	286
血栓閉塞	284
血栓溶解療法	286
血中リドカイン濃度	106
ゴアテックスシート	98
交換時切開線	183
交換指標	15
交換術	171, 182
抗凝固薬	109
抗凝固療法	286
抗血小板薬	113
高周波パルス	303
高性能微粒子除去フィルター	92
高電圧交流電界	293
高頻度刺激	303
国際防護指針	297
コンダクタ	152
コンデンサ	290

さ

再開創	262
最大追従レート	22
鎖骨下静脈の血栓性閉塞	160
三尖弁逆流	165
三尖弁輪	165
シース	89
刺激閾値	303
止血	111, 113, 179
持続時間	31

失神	287
至適 AV delay	222
自動出力調整機能	55
自動心室閾値測定機能	205
シャント	86
修正大血管転位	101
終了カウント	31
術中看護	154
寿命末期	235
循環虚脱	106
条件付き MRI 対応ペースメーカ	300
上肢腫脹	284
初回切開線	183
徐脈性心房細動	73
徐脈性不整脈	88, 101
シリコンリード	173
心外膜リード	103, 167
心窩部切開	167
心室イベント後心房不応期	22, 36, 238
心室イベント後心房ブランキング	22, 123
心室期外収縮	220
心室脱分極電位	207
心室中隔欠損	101
心室中隔ペーシング	118
心室波	207
心室不整脈検出アルゴリズム	278
心室ブランキング	66
浸潤麻酔	105
心穿孔	135
心臓植込み型電子機器	300, 306
心臓再同期療法	232
心タンポナーデ	192
心内 P 波	210
心内 R 波	210
心嚢液	269
心嚢ドレナージ術	270
心拍数設定	213
心房 sensitivity	210
心房イベント後心室ブランキング	19, 45
心房オーバーセンシング	238
心房細動抑制機能	260
心房細動予防効果	217
心房心拍感知数	31
心房中隔ペーシング	121
心房頻回刺激	230
心房頻拍エピソード	282
心房ペーシング閾値測定	203
心房リード	132
──不全	190
推奨交換時期	235
スーチャレス	168
スタイレット	136
ステロイドカラー	48
ステロイドコーティング	47
ステロイド溶出型リード	48, 169
スリーブ	145
スルーレート	43
成人先天性心疾患	80
生体モニター情報	204
生理的ペースメーカ	59
セーフティーペーシング	45
絶縁損傷	173
穿孔	269
穿刺法	129
センシング	210
──回路	43
──出力調節	202
──不全	190
先天性心構造異常	79
先天性心疾患	101
先天性ブロック	79
双極システム	49
双極ペーシング	275
総心房不応期	22
損傷リード	151

た

帯域通過フィルター	44
体外式除細動器	156
対極板	158
胎児被ばく線量	84
タイミングサイクル	241
単極システム	49
断線リスク	51

短絡電流	53
中隔ペーシング	92
直接縫着	103
抵抗値	52
低侵襲心臓手術	167
デキサメタゾン	48
デバイスインテロゲーション	255
デバイス感染症	192
デバイスポケット	148
電気治療	289
電気メス	173
電極インピーダンス	52
電磁干渉	158, 291
電磁障害	293
電池消耗	304
伝導電流障害	289
テンポラリーペーシング	269
テンポラリーペースメーカ	88
透視	118
同軸構造	49
透視装置	92
橈側皮静脈	124
洞不全症候群	73
洞房ブロック	67
トネラー	161
トランスミッター	307
トリガードアクティビティ	220
ドレーン	179
トロンビン末	114

な

内部動線	49
内翻縫合	149
二重平行巻構造	49
日本医用機器工業界	312
日本不整脈デバイス工業会	312
乳がん手術	103
ノイズリバージョン	158
ノットプッシャー	167

は

ハート♥バンド	197
バーマンカテーテル	140
ハイインピーダンスリード	52
ハイブリッド手術室	92
バイポーラ	169
パッチテスト	98
反復性非リエントリー性室房同期	37, 238
皮下トンネル	162, 170
非持続性心室頻拍	277
ヒステリシス	40, 257
非生理的ペースメーカ	59
左開胸	168
左上大静脈遺残	101, 160
皮膚切開	126
皮膚発赤	267
被膜損傷	177
頻脈性不整脈	88
フィルター処理	43
フォールバック時間	31
フォールバックモード	31
——スイッチ	29
プログラマー	12, 56
分時換気量センサー	38
閉創	147
——法	148
ペーシングアルゴリズム	217
ペーシング閾値チェック	207
ペーシング出力	55
——調節	202
ペーシングパラメータ	232
ペーシング不全	190, 255
ペーシングレート	220
ペース後脱分極面積	55
ペースメーカ植込み後の運転	287
ペースメーカ外来	201
ペースメーカ起因性頻拍	24, 36, 251
ペースメーカ機能の制限	236
ペースメーカ協議会	312
ペースメーカ症候群	59
ペースメーカチェック	198
ペースメーカ手帳	208

ベクトルチェック	185
ヘッドライト	114
ヘパリン置換	109, 113
ヘパリンブリッジ	109
変動磁界	291
縫合順序	150
縫合縫着型リード	169
房室結節	228
房室同期性	60
房室ブロック	73, 76
ポケット作成	179
ポケット組織	171
ポケット内感染	262, 267
ポケット内血腫	262
補修用アダプターキット	152
ポリウレタンリード	173

ま

マグネットモード	304
マグネットレート	236
慢性3枝ブロック	70
無効電流	53
無効パルス	65
迷走神経反射	155
モードスイッチ	29
漏れ電流	289

や

有効電流	53
疣贅	268
ユニポーラ	169
陽圧換気	92
抑制型デマンド機能	158

ら

リードインピーダンス	243
リードエクステンダー	161
リード固定	145
リード修復	176
リード穿孔	192
リードの収納	145

リードのたわみ	132, 143
リード抜去術	266
リエントリー	220
リバースリモデリング	275
リフラクトリー調節	202
リモートモニタリングチーム	308
リモデリング	275
硫酸アトロピン	155
両室ペーシング	76
リンパ浮腫	103
ループレコーダー	185
ルーメンス電極リード	81
レーザーシース	162
レートドロップレスポンス	33
レートレスポンス	38

わ

ワルファリン	109

A

AAIモード	18
active fixation lead	96
Adams-Stokes発作	88
AED	298
AOOモード	157
atrial high rate episode(AHRE)	282
Atrial Tachy Response(ATR)	29
atrioventricular interval(AVI)	20
AV delay	222
——調節	202
AV間隔	232
——の設定	233

B

band pass filter	44
beat by beat	57

C

cardiac implantable electroinc device (CIED)	300, 306

cardiac resynchronization therapy (CRT)	232	FFRW オーバーセンシング	15

H

CHADS₂ スコア	282
CIED 手帳	300
closed loop stimulation (CLS) センサー	38
conventional repair	101
critical AV delay for the appearance of diastolic mitral regurgitation	222
CS 開口部	138
CS ペーシング	275
CS リード	138, 140
——挿入	138
——留置	140
cut down 法	124

high efficiency particulate air (HEPA)	92
hysteresis	257

I

IBHRE 試験	195
implantable cardioverter defibrillator (ICD)	280
implantable loop recorder (ILR)	185
infiltration anesthesia	105
Ishikawa's method	223

J・L

D

DDD モード	16
DDI モード	16, 258
detection window	34
dexmedetomidine hydrochloride	108
dislodge	132, 272
DOO モード	157
dual antiplatelet therapy (DAPT)	113
dual chamber system	117
duration	31

JADIA	312
loss of capture (LOC)	56
low bleeding risk	109

M

maximum tracking rate (MTR)	22
micro-dislodge	272
minimally invasive cardiac surgery (MICS)	167
Mobitz Ⅱ 型洞房ブロック	67
MRI 対応カード	300
MRI 対応ペースメーカ	300
Mustard 術	101

E

elective replacement indication (ERI)	15, 235
end of life (EOL)	235
endless loop tachycardia (ELT)	238
entry count	31
ePTFE	98
evoked response potential	207
evoked response (ER)	55
exit count	31

N・O

non-capture	209
offset	234

P

F

fallback mode	31
fallback time	31
far-field R wave (FFRW)	14, 121

P(A) 波トラッキング	16
paced depolarization integral (PDI)	55
pacemaker mediated tachycardia (PMT)	24, 36, 251
pacing system analyzer (PSA)	14

passive fixation lead　　　　　　　　96
PEAK PlasmaBlade®　　　　　　　174
percutaneous transluminal angioplasty
　　（PTA）　　　　　　　　　　　87
persistent left superior vena cava
　　（PLSVC）　　　　　　　　　160
post atrial ventricular blanking（PAVB）
　　　　　　　　　　19, 45, 123
post ventricular atrial blanking（PVAB）
　　　　　　　　　　　　　　　22
post ventricular atrial refractory period
　　（PVARP）　　　　22, 36, 238
PQ時間　　　　　　　　　　　　222
pseudo pseudo fusion　　　　　　　65
PVARP after PVC　　　　　　　　36
PVCレスポンス　　　　　　　　　36

Q

QRSの途中に入るspike　　　　　　241
QRS幅　　　　　　　　　　　　118

R

recommended replacement time（RRT）
　　　　　　　　　　　　　　　235
repetitive non-reentrant ventriculoatrial
　　synchrony（RNRVAS）　37, 238
　　──の仕組み　　　　　　　239
　　──の弊害　　　　　　　　240
Ritter's formula　　　　　　　　　223

S

screw-inリード　　　　　　95, 135
Senning術　　　　　　　　　　　101
sensing failure　　　　　　　　　241
sensitivity　　　　　　　　　　　210
short-longサイクル現象　　　　　217
spike on T　　　　　19, 157, 245
ST上昇　　　　　　　　　　　　134
superficial surgery　　　　　　　109

T

Thebestian弁　　　　　　　　　163
time velocity integral（TVI）　　　222
tinedリード　　　　95, 132, 135, 163
torsades de pointes（TdP）型心室頻拍　88
total atrial refractory period（TARP）　22
twiching　　　　　　　　　169, 194
Twiddler症候群　　　　　　　　　62

V

Valsalva手技　　　　　　　　　165
VDDモード　　　　　　　29, 255
VOOモード　　　　　　　　　157
VTI値の計測　　　　　　　　　234
V-Vカウンター　　　　　　　　258
VV間隔　　　　　　　　　　　232
　　──の決定　　　　　　　　234

W・X

Wenckabach様作動　　　　　　　27
Wenckebach型ブロック　　　　　228
Wenckebachレート　　　　　　228
X線識別コード　　　　　　　　300
X線不透過マーカー　　　　　　　300

数字・記号

1：1伝導　　　　　　　　　　228
12誘導心電図　　　　　　　　255
2：1作動　　　　　　　　　　　27
2：1心室ペーシング　　　　　248
2：1ブロックレート　　　　　　25
2剤併用抗血小板療法　　　　　113
3枝ブロック　　　　　　　　　70
4極リード　　　　　　　　　275
αループ　　　　　　　　　　　82

今さら聞けない心臓ペースメーカ

2015年8月1日　第1版第1刷発行
2020年5月30日　　　第6刷発行

■編　集　岡村英夫　おかむら ひでお

■発行者　三澤　岳

■発行所　株式会社メジカルビュー社
〒162-0845 東京都新宿区市谷本村町2-30
電話　03(5228)2050(代表)
ホームページ https://www.medicalview.co.jp/

営業部　FAX 03(5228)2059
　　　　E-mail eigyo@medicalview.co.jp

編集部　FAX 03(5228)2062
　　　　E-mail ed@medicalview.co.jp

■印刷所　公和印刷株式会社

ISBN 978-4-7583-1425-1 C3047

©MEDICAL VIEW, 2015. Printed in Japan

・本書に掲載された著作物の複写・複製・転載・翻訳・データベースへの取り込みおよび送信（送信可能化権を含む）・上映・譲渡に関する許諾権は，(株)メジカルビュー社が保有しています。
・JCOPY〈出版者著作権管理機構 委託出版物〉
本誌の無断複製は著作権法上での例外を除き禁じられています。複製される場合は，そのつど事前に，出版者著作権管理機構（電話 03-5244-5088，FAX 03-5244-5809，e-mail: info@jcopy.or.jp）の許諾を得てください。

・本書をコピー，スキャン，デジタルデータ化するなどの複製を無許諾で行う行為は，著作権法上での限られた例外（「私的使用のための複製」など）を除き禁じられています。大学，病院，企業などにおいて，研究活動，診察を含み業務上使用する目的で上記の行為を行うことは私的使用には該当せず違法です。また私的使用のためであっても，代行業者等の第三者に依頼して上記の行為を行うことは違法となります。